La
Kidney Cancer Association
Presenta...

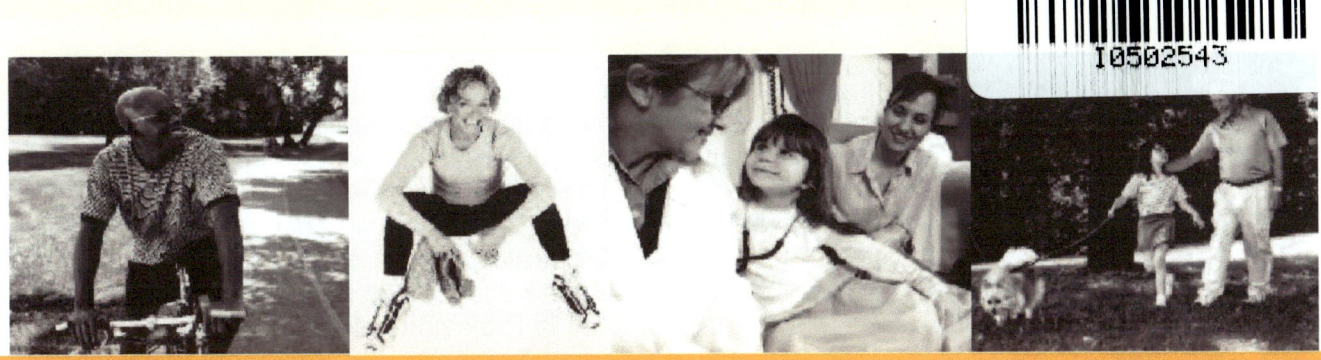

Vivere con il
Cancro del Rene

Guida pratica per i pazienti e le loro famiglie.

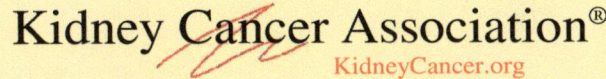

Kidney Cancer Association®
KidneyCancer.org

PREFAZIONE

È con grande piacere che vi presento l'ultima edizione di "Vivere con il cancro del rene". Una diagnosi di cancro del rene può mettere a dura prova e far crollare le persone interessate. Lo scopo di questo libro è quello di aiutarti a comprendere le principali caratteristiche del cancro del rene e di fornirti le informazioni sulle molteplici risorse a disposizione dei pazienti, delle loro famiglie e di coloro che li assistono.

Negli ultimi anni la statunitense Food and Drug Administration ha approvato diverse nuove terapie per il trattamento del cancro del rene. Grazie ai lunghi anni di ricerca di scienziati, medici e infermieri, queste nuove terapie sono ora disponibili per tutti coloro che si trovano a dover fronteggiare i numerosi problemi causati da questa malattia. Quando, 14 anni fa, mi fu diagnosticato un cancro del rene allo stadio III, le possibilità di trattamento erano disperatamente limitate ed era disponibile solo la prima edizione di questo libro. È un vero privilegio per me aver avuto la possibilità di scrivere la Prefazione di questa nuova edizione.

Chi è sopravvissuto a un cancro del rene, chi ha già vissuto ciò che tu stai passando, può fornirti ottime informazioni ed essere fonte d'ispirazione. Questo libro contiene le testimonianze di alcune persone sopravvissute alla malattia. Le loro parole ti sosterranno e t'incoraggeranno durante il tuo viaggio verso la guarigione. So per esperienza personale che, anche con una diagnosi di cancro del rene, è possibile mantenere una buona qualità di vita.

Mi auguro che questo libro ti sia utile. Abbiamo cercato di renderlo il più completo e preciso possibile. Il nostro sito Web (www.kidneycancer.org) contiene ovviamente informazioni aggiornate, insieme a un elenco di utili risorse a tua disposizione.

Ronald M. Bukowski, MD

Presidente

Kidney Cancer Association

NB: questo libro è frutto di un adattamento dalla nostra pubblicazione principale, dedicata ai pazienti che vivono negli Stati Uniti e alle loro famiglie. Buona parte delle informazioni contenute in questa traduzione, tuttavia, saranno utili anche alle persone che vivono in molti altri Paesi e che devono lottare contro il cancro del rene.

Ringraziamenti

Un ringraziamento speciale ai malati di cancro del rene che, offrendo il proprio tempo e il proprio generoso contributo, hanno riesaminato questo libro e dispensato consigli utili agli altri pazienti. Il vostro impegno è stato davvero prezioso.

Desideriamo inoltre porgere i nostri ringraziamenti alle seguenti persone, per la revisione e i commenti al libro:

Direttori Editoriali

Nancy Moldawer, infermiera, laurea specialistica in scienze infermieristiche

Laura Wood, infermiera, laurea specialistica in scienze infermieristiche e specializzata in assistenza oncologica
Cleveland Clinic Foundation

Organo consultivo infermieristico della Kidney Cancer Association

Nancy Ainslie, infermiera, laurea specialistica in scienze infermieristiche
M.D. Anderson Cancer Center

Laurie Appleby, studentessa di medicina, laurea in scienze infermieristiche e specializzata in infermieristica clinica Dana-Farber Cancer Institute

Patricia A Creel, infermiera, laurea in scienze infermieristiche, specializzata in assistenza oncologica, ricercatrice clinica Duke University Medical Center

Patty Fischer, infermiera, laurea specialistica in scienze infermieristiche e specializzata in assistenza oncologica
Memorial Sloan-Kettering Cancer Center

Marisa Lozano, infermiera, specializzata in assistenza oncologica
M.D. Anderson Cancer Center

Beth Manchen, studentessa di medicina, infermiera, specializzata in assistenza oncologica
University of Chicago Medical Center

Nancy Moldawer, infermiera, laurea specialistica in scienze infermieristiche, Codirettore

Lynda Pyle, infermiera, laureata e specializzata in oncologia
Royal Marsden Hospital, Londra

Jon Smith, infermiere, laurea in scienze infermieristiche
Seattle Cancer Care Alliance

Laura Wood, infermiera, laurea specialistica in scienze infermieristiche e specializzata in assistenza oncologica, Codirettore
Cleveland Clinic Foundation

Consiglio di Amministrazione della Kidney Cancer Association

Paula E. Bowen, Presidente

Dott.. Ronad M. Bukowski, Presidente
Cleveland Clinic Taussig Cancer Center

Sarah Wise Miller, Consigliere

Eric D. Perakslis, Vice consigliere
Contocor Research and Development

David Perry, Presidente
K&L Gates

William J. Perry, Tesoriere
GGF, Inc.

Lois Stulberg, Presidente

Dott. David A. Swanson, Presidente
M. D. Anderson Cancer Center

Avv. Peter Telford, Presidente
Consulente legale

Dott. Christopher G. Wood, Presidente
M. D. Anderson Cancer Center

Organo direttivo del Comitato Medio Consultivo della Kidney Cancer Association

Dott. Michael. B. Atkins
Beth Israel Deaconess Medical Center

Dott. Ronald M. Bukowski, Consigliere
Cleveland Clinic Taussig Cancer Center

Dott. Steven Campbell
Cleveland Clinic Taussig Cancer Center

Dott. Bernarnd Escudier
Institut Gustave-Roussy, Villejuif

Dott. Thomas Hutson, osteopata, laureato in farmacia, membro dell'American College of Physicians
Baylor University Medical Center

Dott. Walter Stadler
University of Chicago Medical Center

Dott. Christopher G. Wood
M. D. Anderson Cancer Center

Staff della Kidney Cancer Association

William P. Bro
Amministratore delegato

Juby Chacko
Responsabile eventi

Carolyn E. Konosky
Vice direttore sviluppo e rapport con il pubblico

Donna Yesner
Direttore servizi di dattici

Note al testo

Poiché scienza e tecnologia avanzano con grande rapidità, è probabile che negli anni successivi alla pubblicazione di questo libro si registrino diversi sviluppi nella cura del cancro del rene. Per questo motivo il testo potrebbe risultare meno aggiornato. Informazioni più recenti sono reperibili su Internet. È possibile che gli indirizzi, i numeri di telefono e gli indirizzi dei siti Internet relativi alle organizzazioni elencate nella presente pubblicazione cambino. Ci scusiamo in anticipo per l'eventuale disagio.

Il finanziamento di questa pubblicazione è stato sostenuto in parte da sovvenzioni provenienti dalle seguenti società:
Bayer Healthcare-Onyx Pharmaceuticals
Genentech BioOncology
Novartis Oncology
Pfizer Oncology

EDITORIAL: Paul Larson Communications
DESIGN: McGuire Associates
03-2011 1-M

SOMMARIO

CAPITOLO 1	**INTRODUZIONE**	**5**
CAPITOLO 2	**CONOSCERE IL CANCRO DEL RENE**	**13**
CAPITOLO 3	**TRATTAMENTO CHIRURGICO**	**27**
CAPITOLO 4	**TERAPIE PER IL CANCRO DEL RENE IN FASE AVANZATA**	**41**
CAPITOLO 5	**TEST CLINICI**	**58**
CAPITOLO 6	**IL RUOLO DEI PAZIENTI**	**64**
CAPITOLO 7	**VIVERE CON IL CANCRO, GIORNO DOPO GIORNO**	**72**
CAPITOLO 8	**BENESSERE EMOTIVO**	**89**
CAPITOLO 9	**RISORSE PER I PAZIENTI E LE FAMIGLIE**	**98**
	LA KIDNEY CANCER ASSOCIATION	**106**
	BIBLIOGRAFIA	**107**

Kidney Cancer Association

1234 Sherman Ave. Suite 203
Evanston, IL 60202 - USA
Telefono: +1-847-332-1051
www.kidneycancer.org
office@kidneycancer.org

Un impegno verso se stessi

"Per me, nel pieno dello shock iniziale, dell'intontimento e del terrore, c'è stato un attimo che si è rivelato fondamentale per la mia ripresa: l'attimo in cui ho consapevolmente deciso di impiegare tutte le mie energie, fisiche e mentali, per sconfiggere la malattia. Non è stato cieco ottimismo, ma determinazione. Ho deciso di vivere, di conoscere la mia malattia, di circondarmi di voci positive e incoraggianti e di avvalermi delle migliori risorse mediche a mia disposizione. Se non avessi vissuto quell'attimo, se non mi fossi impegnato ad assumere un tale atteggiamento, non so se oggi sarei ancora vivo.

Mi era stato diagnosticato un cancro del rene allo stadio III. Nel giro di 6 mesi la metastasi aveva raggiunto entrambi i polmoni e il cervello. Era una situazione orribile. A quel punto, però, sapevo già che dovevo lottare, che non mi sarei arreso. Ho avuto la fortuna di incontrare uno specialista che mi ha indirizzato verso la terapia Gamma Knife, il trattamento con IL-2 e uno studio clinico. La mia diagnosi risale a cinque anni fa e oggi sono in remissione.

Quando decidi di assumere il controllo e di combattere attivamente la malattia, ti rendi conto di agire con energia positiva e scopri l'esistenza di molte più possibilità di quante ritenessi possibili. Dopo la diagnosi, ho passato due giorni interi a fare ricerche e a navigare in Internet, con l'intenzione di conoscere tutto ciò che potevo sul cancro del rene. È così che ho trovato lo specialista che infine mi ha indirizzato verso i trattamenti che mi hanno restituito la salute."

CAPITOLO 1

INTRODUZIONE

"Ho un cancro al rene. E ora?"

Il tuo medico ti ha appena detto che hai un cancro. Nella tua mente c'è un vortice di emozioni.
Improvvisamente devi affrontare un grave problema di salute. Ora più che mai hai bisogno di pensare lucidamente, nonostante le emozioni travolgenti.

Questo libro contiene informazioni fornite da scienziati, medici e altri professionisti del settore sanitario esperti nello studio e nel trattamento del cancro del rene. L'obiettivo di questo libro è quello di fornirti maggiori informazioni sul cancro del rene, per aiutarti ad affrontare questa malattia.

La tua capacità di pensare, di utilizzare le informazioni e di scegliere tra i vari trattamenti possono far pendere la bilancia in tuo favore. La lettura di questo libro è il primo passo.

In questa sezione sono riportate alcune brevi informazioni generali sul cancro del rene e sono indicate alcune risorse immediatamente disponibili che potrebbero esserti utili. Nei capitoli successivi vengono fornite informazioni più approfondite, che spaziano dall'attuale approccio terapeutico e chirurgico a una serie di consigli pratici per convivere con il cancro, giorno dopo giorno. In questo momento stai già facendo qualcosa per la tua salute.

Non sei solo/a

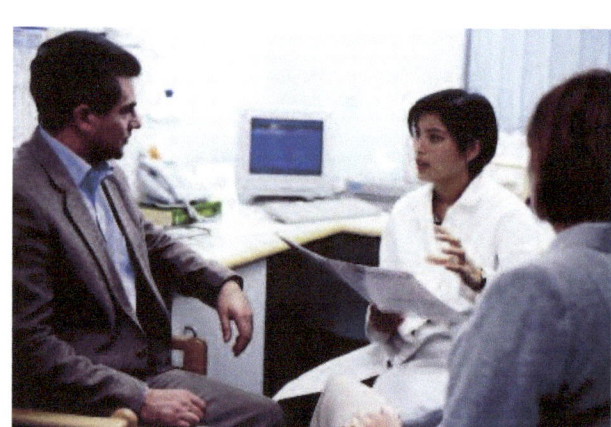

Una diagnosi iniziale di cancro del rene può essere difficile da accettare. Ma con un buon supporto e informazioni adeguate puoi affrontare la sfida..

Secondo le stime, nel 2008 negli Stati Uniti sono stati diagnosticati oltre 1,4 milioni di nuovi casi di cancro1. Le stime dell'American Cancer Society indicano che fra i casi di cancro diagnosticati ogni anno negli Stati Uniti, ben 54.000 corrispondono a pazienti affetti da cancro del rene2. Tuttavia, c'è speranza: sempre secondo le stime, negli Stati Uniti un numero di pazienti compreso tra 100.000 e 200.000 è riuscito a sopravvivere al cancro del rene ed è ancora in vita3. Grazie ai recenti progressi nella diagnosi, nelle procedure chirurgiche e nelle opzioni di trattamento, un numero ancora maggiore di pazienti potrà convivere con la malattia, mantenendo il proprio stile di vita e andando avanti con le proprie normali attività.

Il 2005 ha rappresentato l'inizio di una nuova importante era per i pazienti affetti da cancro del rene: in questo anno, infatti, la statunitense Food and Drug Administration (FDA) ha approvato due farmaci per via orale destinati al trattamento di questa malattia. Un terzo farmaco è stato approvato nel 2007 mentre altri tre farmaci supplementari sono stati approvati nel 2009. Questi farmaci, di cui parleremo più avanti, individuano le cellule cancerose in modo diverso rispetto ai farmaci precedentemente impiegati per il trattamento del cancro del rene, con risultati molto positivi per parecchi pazienti. Grazie al continuo impegno della ricerca, la nostra conoscenza della malattia potrà migliorare ulteriormente e potranno aumentare le opzioni disponibili per la lotta contro il cancro del rene.

Tutti coloro a cui viene diagnosticato un cancro del rene rimangono scioccati nel momento in cui apprendono di avere questa malattia. È un'esperienza difficile. È naturale che nasca un senso d'incredulità, solitudine, straniamento, paura, frustrazione, rabbia e dolore, quando si parla di qualsiasi malattia che può essere mortale. È normale provare questi sentimenti, piangere e sentirsi sconvolti.

Dopo la diagnosi viene il momento in cui inizia la guarigione. Non lasciare che le tue emozioni e il cancro rovinino la tua vita familiare e i rapporti con le persone più importanti per te. Anche loro soffrono e hanno paura per te e per se stessi. Quando il cancro colpisce, si abbatte sull'intera famiglia. I tuoi amici e i tuoi familiari hanno un ruolo importante nella tua lotta contro la malattia.

Cominciamo

Talvolta si fa riferimento al cancro del rene con il corrispondente termine medico, carcinoma a cellule renali. "Renale" deriva dalla parola latina "renalis", ovvero "del rene". Il cancro del rene può avere diverse forme, tra cui ad esempio il carcinoma a cellule chiare, papillare, sarcomatoide e a cellule transizionali. Queste forme verranno descritte in modo più dettagliato più avanti.

Per alcuni pazienti la diagnosi avviene prima della metastasi (diffusione) del cancro ad altre parti del corpo. Altri invece sono già colpiti dalla metastasi al momento della diagnosi iniziale. In caso di metastasi, a seconda delle condizioni del paziente, può essere inizialmente consigliata una terapia chirurgica o una terapia medica sistemica, cioè un trattamento per via endovenosa o per via orale. Se l'intervento chirurgico viene eseguito come primo trattamento, può essere consigliata un'ulteriore terapia per combattere la metastasi o il ritorno del cancro.

La scelta del trattamento, il luogo di somministrazione, la frequenza dei controlli e molti altri aspetti del modo in cui la malattia viene gestita vengono decisi anche in base al tuo parere. Più sai, più sei in grado di prendere le decisioni più opportune e più senti di avere il controllo sulla malattia. Conoscere la malattia ti aiuta a comunicare più facilmente con il medico e gli infermieri e ad avere più fiducia nel trattamento che ricevi. Informarsi sul cancro del rene è un passo importante per una lotta efficace contro la malattia.

Come saperne di più sul cancro del rene

Il Medico

Il tuo medico può essere una delle migliori fonti d'informazioni sulla malattia e sul suo trattamento. I medici specializzati nella cura del cancro sono detti oncologi. Dopo la diagnosi iniziale, non esitare a fare al tuo medico tutte le domande che vuoi. Dovresti anche considerare la possibilità di chiedere un secondo parere a un altro medico specializzato nella cura del cancro del rene. Se non conosci alcuno specialista, puoi chiedere un elenco di nomi alla Kidney Cancer Association, inviando la richiesta via email tramite il sito Web dell'associazione (www.kidneycancer.org) o telefonando al numero +1 847 332 1051. Il tuo medico non si offenderà se chiedi un secondo parere: è normale. Il tuo stesso medico spesso viene consultato per un secondo parere da altri pazienti o da colleghi. Non è detto che tu debba ripetere gli esami. Spesso infatti è possibile far pervenire gli esiti degli esami precedentemente effettuati al secondo medico. Avviene di rado che la diagnosi del secondo medico sia diversa, ma con un secondo parere puoi ottenere informazioni utili e un nuovo punto di vista sulle possibili alternative terapeutiche. Un secondo parere potrebbe inoltre essere richiesto dalla tua compagnia assicurativa. Troverai ulteriori informazioni su come collaborare con il tuo medico nel capitolo "Il ruolo dei pazienti".

La Kidney Cancer Association

La Kidney Cancer Association è pronta ad aiutarti in modi diversi, ad esempio fornendoti informazioni scritte sulla malattia, sulle opzioni di trattamento e sulle varie risorse. Puoi contattare la Kidney Cancer Association al numero +1 847 332 1051 o visitare il sito Web dell'associazione all'indirizzo www.kidneycancer.org. Il sito Web della Kidney Cancer Association contiene preziose informazioni che puoi leggere, stampare e condividere con i tuoi familiari e i tuoi amici.

Nota particolare su questo libro

"Vivere con il cancro del rene" è una risorsa essenziale per chi è affetto da cancro del rene. Il libro, ora alla terza edizione, viene regolarmente aggiornato a intervalli di pochi anni. Nel libro sono riportate le informazioni più aggiornate sul cancro del rene disponibili al momento della stampa. È tuttavia possibile che in questo momento siano disponibili nuove informazioni e cure più moderne non citate nella presente edizione. Per questo motivo è sempre meglio visitare il sito Web della Kidney Cancer Association, allo scopo di verificare la disponibilità d'informazioni e aggiornamenti recenti che potrebbero essere rilevanti per te. La versione elettronica di "Vivere con il cancro del rene" è disponibile sul sito Web. Le sezioni del libro che sono state aggiornate sono chiaramente evidenziate.

Altri pazienti

I pazienti affetti da cancro del rene imparano molto gli uni dagli altri. Il modo migliore per ottenere informazioni da altri pazienti è partecipare agli incontri promossi dalla Kidney Cancer Association o ai gruppi di sostegno del tuo ospedale. I gruppi di sostegno rappresentano un ambiente ideale per uno scambio sincero d'informazioni con altri pazienti e consulenti professionisti.

Il National Cancer Information Service

Da qualsiasi luogo degli Stati Uniti, puoi chiamare l' 1-800-4-CANCER, il numero gratuito del servizio informativo National Cancer Information Service. Oppure, puoi contattarlo dalla pagina Internet http://cis.nci.nih.gov/. Questo servizio informativo è fornito dal National Cancer Institute e fa capo all'Istituto Nazionale della Sanità (NIH). Il NIH è gestito dal ministero statunitense della salute (U.S. Department of Health and Human Services). Puoi richiedere opuscoli gratuiti.

Altri siti web

Esistono molti altri siti Web che possono aiutarti a comprendere la malattia, la sua diagnosi e le opzioni di trattamento. Questi siti, inoltre, ti offrono consigli su come affrontare il tumore, sugli effetti collaterali del trattamento, sul lavoro e sulla diagnosi di una malattia potenzialmente mortale. Più avanti in questo libro è riportato un elenco di siti Web consigliati (Capitolo 9). Fa' attenzione: in alcuni casi, le informazioni mediche che trovi su Internet non vengono pubblicate da professionisti e quindi non sono attendibili. Controlla attentamente il sito, per capire quali sono le fonti delle informazioni fornite. Quando navighi in Internet, cerca sempre fonti note e attendibili. Non affidarti a un unico sito Web. I siti attendibili, che offrono informazioni serie ai pazienti, sono talvolta accreditati (approvati) da un ente governativo, ad esempio "Health on the NET". In ogni caso, quando utilizzi materiali online non dimenticare di affidarti al buon senso e di confrontare attentamente i diversi siti.

Biblioteche

Una volta acquisita una conoscenza di base della tua malattia, puoi recarti in biblioteca per approfondire l'argomento con libri e riviste mediche. Le nuove conoscenze acquisite da scienziati e medici sullo sviluppo e la diffusione del cancro del rene consentono di approfondire e diversificare le ricerche in corso, per poter curare un numero sempre maggiore di pazienti. La letteratura medica può essere utile per comprendere le diverse opzioni di trattamento e la gestione degli effetti collaterali.

Un semplice dizionario medico può aiutarti a capire molti dei termini e delle abbreviazioni che incontrerai leggendo testi e informazioni sul cancro del rene. Cerca in libreria.

Conferenze e Incontri

Negli ultimi cinque anni è aumentato in modo significativo il numero di ricerche sul cancro del rene presentate in occasione di conferenze mediche nazionali e internazionali ed è disponibile una maggiore quantità di pubblicazioni contenenti i risultati di tali ricerche. Sono molti gli incontri finalizzati all'informazione e al dialogo aperto e i ricercatori fanno sempre nuove scoperte sul cancro del rene. I medici e gli infermieri ti forniranno queste informazioni al momento di decidere le opzioni di cura e durante il trattamento.

Qual è la causa del tuo cancro al rene?

La maggior parte dei tumori è dovuta a eventi casuali. Alcune mutazioni di singole cellule causano una crescita cellulare incontrollata. Tuttavia, alcuni fattori esterni, come il fumo e l'obesità, sono stati messi in relazione con un'incidenza maggiore del cancro del rene. Nel tentativo di rispondere alla domanda "Perché io?", alcuni pazienti vogliono identificare in questi fattori la causa del cancro che li ha colpiti. È senza dubbio importante sapere quali sono i fattori e i comportamenti associati a un rischio maggiore di cancro del rene. Tuttavia, biasimare se stessi per i comportamenti tenuti in passato è inutile e non aiuta a guarire. Il fatto che il comportamento di un paziente comprendesse un fattore di rischio quale il fumo non significa necessariamente che tale fattore abbia causato il cancro.

Cancro del rene ereditario

Fra i maggiori rischi di sviluppo del cancro del rene ci sono i fattori genetici. Ad esempio, una malattia ereditaria detta sindrome di Von Hippel Lindau (VHL) è associata a un alto rischio d'insorgenza del cancro del rene[4]. Gli scienziati sono riusciti a isolare il gene responsabile della sindrome VHL. Questa scoperta ha aperto la strada a entusiasmanti possibilità future per migliorare la diagnosi e il trattamento di alcuni tipi di cancro del rene[5]. Un'altra mutazione genetica, che si ritiene possa essere associata al carcinoma a cellule renali (RCC, dall'inglese Renal Cell Carcinoma), è la sclerosi tuberosa. Si tratta di una malattia caratterizzata da piccoli tumori dei vasi sanguigni, che creano numerose escrescenze sulla pelle, causano ritardo mentale, convulsioni e cisti nei reni, nel fegato e nel pancreas[6].

Un'altra malattia associata al cancro del rene è la sindrome di Birt-Hogg-Dubé, caratterizzata dalla presenza di molte piccole escrescenze (noduli) sulla pelle del naso, delle guance, della fronte, delle orecchie e del collo[7].

Informazioni e paura

Alcuni pazienti pensano che la ricerca attiva d'informazioni sulla propria malattia non serva a niente. Le informazioni che ricevono dal medico sono tutto ciò che desiderano sapere o che pensano possa essere loro utile sapere. Altri hanno paura di saperne di più sul cancro del rene. In particolare, sono spaventati dalle statistiche sulle possibilità di sopravvivenza. È tuttavia importante ricordare che queste statistiche si basano sulle medie della popolazione e che risalgono al momento della pubblicazione, che spesso risale a diversi anni prima. Pertanto, le informazioni più aggiornate e le ultime notizie sui fattori che influiscono sui rischi e sui benefici del trattamento potrebbero non essere ancora state pubblicate. Sarà il tuo medico insieme al personale infermieristico a fornirti queste informazioni. Fare domande è un modo molto efficace per ridurre paura e ansia ed è l'unico che ti consente realmente di prendere le decisioni più giuste sul trattamento del tuo cancro del rene.

Secondo alcuni pazienti, le informazioni sul cancro del rene vengono presentate con termini medici molto complicati e incomprensibili. Tuttavia, molte informazioni, comprese le risorse consigliate in questo libro, sono destinate specificamente ai pazienti, sono scritte in modo semplice e non richiedono alcuna formazione specialistica. Medici e infermieri risponderanno molto volentieri alle tue domande, perché più capisci, più attivamente potrai collaborare con lo staff medico che ti cura.

Siamo convinti che ti sarà davvero utile avere maggiori informazioni sulla malattia e sulle possibili scelte terapeutiche. L'esperienza dimostra che i pazienti determinati, che s'impegnano attivamente per vincere il cancro, riescono spesso ad aumentare le proprie possibilità di sopravvivenza, a vivere più a lungo e a vivere meglio. Puoi essere una vittima passiva o un combattente attivo. La scelta è tua. Noi ti consigliamo di lottare. **Non arrenderti!**

La funzione dei reni

I reni si trovano su entrambi i lati del corpo, dietro la schiena, alla base della gabbia toracica. Sono circondati da tessuto adiposo, che funge da cuscinetto e li protegge. Nella parte superiore di ciascun rene si trova un surrene. I reni sono due ma si può condurre una vita normale anche con un solo rene.

Un rene pesa circa 225 grammi e misura 10-12 centimetri in lunghezza e 5-7,5 centimetri in larghezza. Il rene adulto ha la forma di un fagiolo con una tacca al centro, in corrispondenza dell'arteria renale, della vena renale e dell'uretere. Il sangue entra nel rene attraverso l'arteria renale ed esce attraverso la vena renale. La funzione principale dei reni è quella di filtrare il sangue e di depurare il corpo dai prodotti di scarto, quali l'urea, i sali in eccesso e altre sostanze. Il fluido secreto dai reni, in cui sono sciolti i prodotti di scarto, si chiama urina. L'urina defluisce attraverso l'uretere, un tubicino lungo e sottile che collega i reni alla vescica.

Il rene è racchiuso in una membrana, detta capsula. Questa membrana è flessibile e si tende quando si forma un tumore all'interno del rene. Se la diagnosi è precoce, il tumore rimane all'interno della capsula ed è più facilmente curabile tramite la rimozione chirurgica del rene. Per favorire una diagnosi precoce è utile conoscere i sintomi del cancro del rene e andare dal medico il prima possibile..

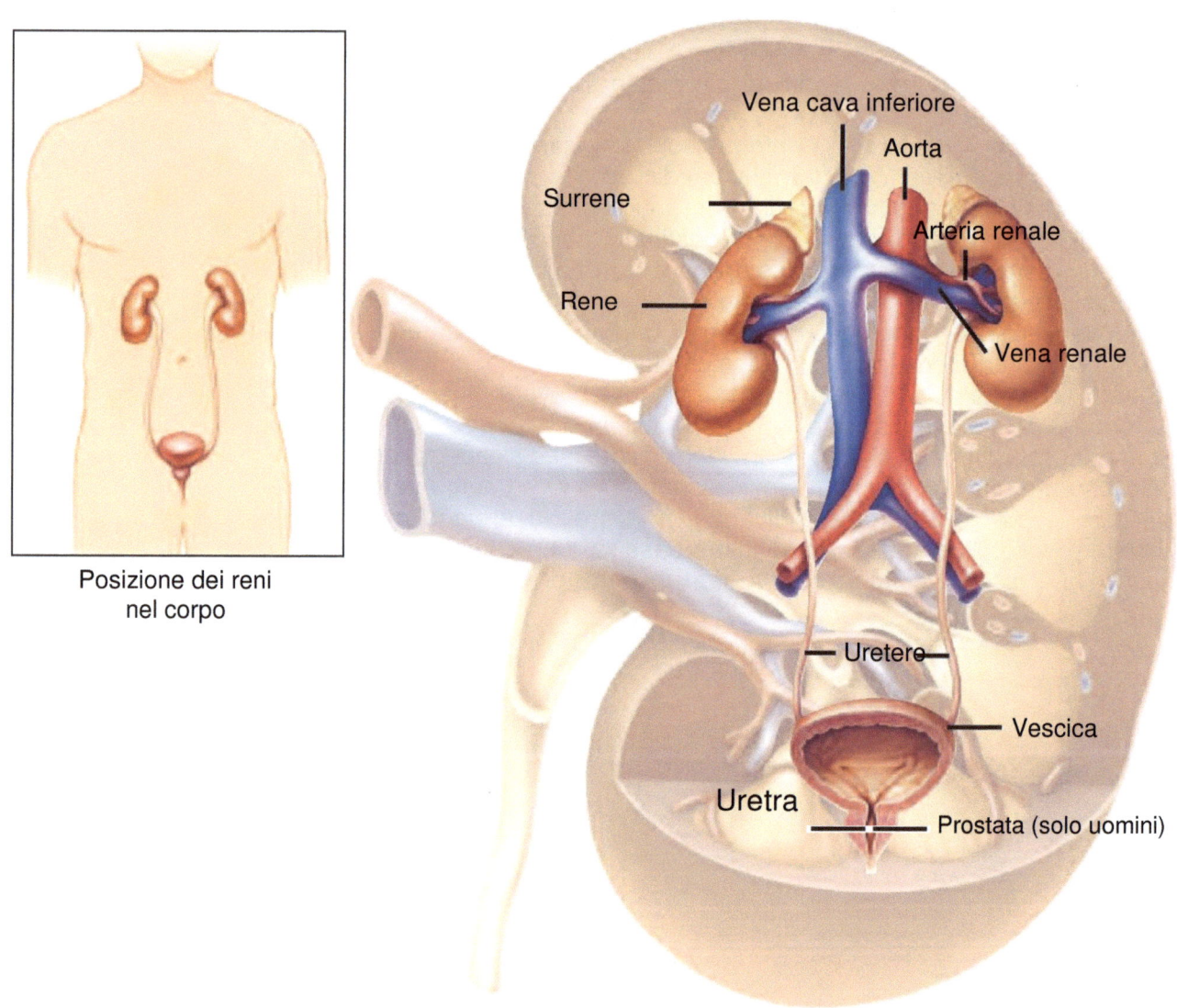

Posizione dei reni
nel corpo

Vena cava inferiore
Aorta
Surrene
Arteria renale
Rene
Vena renale
Uretere
Vescica
Uretra
Prostata (solo uomini)

Trovare il miglior staff medico

"Trovare uno staff medico capace fa una grande differenza. Quando a mio marito fu diagnosticato il cancro siamo rimasti shoccati. Il nostro medico ci disse che ci sarebbe stato poco da fare perché era a uno stadio molto avanzato e che probabilmente mio marito avrebbe avuto ancora nove mesi di vita. Però ci mise in contatto con un altro medico specialista del cancro al rene e così abbiamo incontrato lo staff medico che ci segue attualmente.

Il secondo medico ci indirizzò a una clinica molto nota specializzata in cancro del rene. Dopo la nefrectomia, mio maritò iniziò a partecipare a uno studio clinico con elevati dosaggi di Interleukin 2 e Peg-Intron tre volte la settimana. Per 18 mesi rimase stabile ma il tumore iniziò a crescere, dopodiché partecipò a un secondo studio clinico. Lo staff medico lo aiutò a entrare in nuovi studi clinici e devo dire che sono stati tutti meravigliosi.

Quale infermiera in pensione, so cosa può causare preoccupazioni durante le cure mediche. Ma se avete trovato uno staff capace e un ospedale idoneo, le preoccupazioni saranno minori. Il nostro staff medico ci spiega tutto e ha sempre una seconda opzione se qualcosa non funziona. Segue mio marito molto da vicino e risponde a tutte le nostre domande, questo ci fa sentire molto meglio".

Capitolo 2

CONOSCERE IL CANCRO DEL RENE

Una panoramica generale dei tipi, dei sintomi, dei trattamenti e molto altro ancora... Questa sezione ti aiuterà a formulare le domande sullo stato del tuo cancro del rene da rivolgere al tuo medico.

Secondo l'American Cancer Society (ACS), negli Stati Uniti ogni anno vengono diagnosticati oltre un milione di nuovi casi di cancro 8. Negli ultimi anni, la percentuale dei casi di cancro del rene è stata pari a meno del 4% del totale 9. Le stime dell'ACS indicano che, nel 2008, oltre 54.000 dei nuovi casi di cancro presentavano una diagnosi di cancro del rene 10.

I casi di cancro del rene sono circa il doppio negli uomini rispetto alle donne, anche se la differenza si sta riducendo. Secondo le stime, nel 2008 circa 13.000 persone sono morte di questa malattia11. Tuttavia, sempre secondo le stime, a tutt'oggi negli Stati Uniti vivono 100.000-200.000 persone sopravvissute al cancro del rene12. Queste statistiche comprendono sia adulti che bambini e riguardano tutte le forme di cancro del rene.

Il carcinoma a cellule renali (RCC) è il tipo più comune di cancro del rene. Se confrontato a tutti gli altri tipi di tumore, il carcinoma a cellule renali è relativamente raro. Inizialmente viene di solito trattato con un intervento chirurgico per rimuovere il tumore. Se scoperto a uno stadio iniziale, le probabilità di recidiva sono basse. Allo stadio iniziale, questa malattia presenta purtroppo pochi sintomi e, di solito, non viene diagnosticata o viene confusa con altre malattie finché il tumore non assume dimensioni maggiori. A questo punto, interferisce con gli organi circostanti, provocando altri sintomi. Avviene sempre più spesso che i tumori renali vengano scoperti per caso, in seguito a radiografie o ecografie prescritte per motivi che nulla hanno a che vedere con il tumore o con alcuno dei sintomi che questo può dare.

Esistono diversi fattori di rischio associati all'insorgenza del cancro del rene, fra cui: fumo (che raddoppia quasi il rischio), obesità ed esposizione a sostanze chimiche tossiche, quali amianto, cadmio e prodotti derivati dal petrolio (ad esempio la benzina). È inoltre un fattore di rischio la presenza in ambito familiare di casi di cancro del rene. Il sintomo più comune di cancro del rene è la presenza di sangue nell'urina, senza dolore. Questa condizione è nota come ematuria. Questo sintomo si presenta nel 20-25% dei pazienti. Spesso avviene che il sangue sia presente nell'urina un giorno e sia assente il giorno dopo. (Tieni presente che il sangue nelle urine può essere sintomo di altre malattie oltre al cancro del rene, ad esempio calcoli renali o un'infezione dei reni. Se è presente sangue nell'urina, questo sintomo deve essere segnalato al medico immediatamente.)

Altri sintomi comuni di cancro del rene sono la presenza di una massa addominale, di un nodulo duro, di un ispessimento o di un rigonfiamento sottocutaneo sempre più visibile o percepibile man mano che il tumore si espande. Si può inoltre sentire dolore o pressione alla schiena o al fianco. Il cancro del rene è più frequente negli individui di età compresa tra 40 e 60 anni. Poiché il mal di schiena è un disturbo comune tra le persone sopra i 40 anni, tale dolore viene spesso ignorato e la presenza del cancro del rene non viene rilevata.

Se il tumore raggiunge altri organi, i sintomi variano a seconda dell'organo colpito; si può inoltre avere un'inspiegabile perdita di peso, febbre, anemia o ipertensione.

Quando il cancro si diffonde dal rene ad altri organi, viene ancora considerato cancro del rene. Nell'elenco seguente sono riportati alcuni sintomi riscontrati dai pazienti al momento della diagnosi. Alcuni pazienti non presentano alcun sintomo.

Sangue nell'urina
Massa addominale
Dolore alla schiena o al fianco
Perdita di peso
Valori bassi di emocromo (anemia)
Calcificazione del tumore visibile alla radiografia
Sintomi di metastasi
Febbre
Valori elevati di calcio nel sangue

Sottotipi di carcinoma a cellule renali (RCC)

Esistono diversi tipi di cancro del rene. Medici e ricercatori sono sempre più consapevoli e informati dell'esistenza di diversi sottotipi di carcinoma a cellule renali, che si comportano in modo diverso, sia dal punto di vista dell'aggressività nei confronti del paziente che dal punto di vista della risposta al trattamento. Dieci o quindici anni fa, nei referti degli esami istologici di pazienti affetti da cancro del rene era di solito riportato solo "carcinoma a cellule renali". Oggi questa diagnosi è ritenuta incompleta.

L'identificazione dello specifico sottotipo o tipo di cellula (istologia) del cancro del rene può essere importante per la determinazione della probabilità di guarigione (prognosi), quanto la conoscenza dello stadio e del grado del carcinoma. Il tuo medico dovrebbe fornirti le informazioni relative all'istologia, al grado e allo stadio del tuo cancro del rene. In caso contrario, non temere di chiedere tali informazioni, poiché rappresentano una parte importante nella pianificazione della terapia.

I sottotipi di carcinoma a cellule renali si distinguono in base all'aspetto delle cellule e ad altre caratteristiche, fra cui:

Carcinoma a cellule chiare (convenzionale)

Questa è la forma più comune di cancro del rene e rappresenta tra il 66% e il 75% di tutti i casi. Il carcinoma a cellule chiare è associato, nel cancro del rene ereditario, alla mutazione genetica di Von Hippel-Lindau (VHL). È tuttavia un dato di fatto che anche circa il 70% dei casi non ereditari di carcinoma a cellule chiare presenti una mutazione VHL. Buona parte della ricerca odierna, il cui scopo è di identificare nuove terapie efficaci per i pazienti affetti da tumore localizzato a uno stadio avanzato o con metastasi, si concentra su questo sottotipo di carcinoma, poiché è il più comune. Se il tumore non si è diffuso, la prognosi che segue l'escissione chirurgica (la rimozione del tumore) può essere molto favorevole. Per un paziente, la prognosi è direttamente correlata sia allo stadio (ovvero alla dimensione e al tasso di crescita) che al grado (ovvero alle caratteristiche della struttura cellulare) del cancro. Gli stadi e i gradi sono descritti più avanti in questo capitolo. Per i pazienti con carcinoma a cellule chiare metastatico, ovvero con un tumore che si è diffuso in altre parti del corpo, la prognosi è meno favorevole.

Carcinoma papillare

Questa è, per incidenza, la seconda forma di cancro del rene. Costituisce circa il 15% dei casi. A sua volta, il carcinoma papillare si divide in due sottotipi, in base all'aspetto delle cellule: tipo I (5%) e tipo II (10%). L'incidenza del carcinoma papillare è maggiore tra gli individui di etnia afroamericana. A questo tipo di carcinoma, inoltre, è associata una maggiore incidenza bilaterale (ovvero, il cancro che coinvolge entrambi i reni). Esistono inoltre forme ereditarie del carcinoma papillare, sia di tipo I che di tipo II. Se questo tipo di carcinoma non si è diffuso, la rimozione chirurgica è di solito associata a una prognosi eccellente. In caso di metastasi in altre parti del corpo, tuttavia, la maggior parte delle terapie convenzionali per il carcinoma a cellule renali è inefficace.

Carcinoma cromofobo

Questa rara forma di cancro del rene, che rappresenta all'incirca il 5% dei casi di carcinoma a cellule renali, si ritiene abbia origine dallo stesso tipo di cellule che costituiscono l'oncocitoma renale (vedi più avanti). Sono stati diagnosticati anche tumori ibridi, con caratteristiche sia del carcinoma cromofobo che dell'oncocitoma renale. Esiste una forma ereditaria o ricorrente in ambito familiare del carcinoma cromofobo (insieme all'oncocitoma renale) detta sindrome di Birt-Hogg-Dubé, associata inoltre a una mutazione genetica specifica. Durante il decorso clinico, il carcinoma cromofobo genera di rado metastasi, se non in uno stadio avanzato; la rimozione chirurgica del tumore localizzato, anche in fase avanzata, è di solito associata a una prognosi eccellente. La metastasi del carcinoma cromofobo è piuttosto rara e non esiste attualmente una terapia standard.

Oncocitoma renale

Si tratta di un tumore benigno del rene che costituisce all'incirca il 5% di tutti i tumori del rene. Questi tumori non generano metastasi, ma possono assumere notevoli dimensioni e interferire con gli organi vicini, causando sintomi che richiedono l'intervento chirurgico. Si ritiene che siano correlati al carcinoma cromofobo e la distinzione tra quest'ultimo e l'oncocitoma renale può essere piuttosto difficile. Il trattamento del tumore prevede la rimozione parziale o completa del rene.

Carcinoma a cellule renali non classificato

Meno dell'1% dei carcinomi a cellule renali sono di tipo non classificato, non rientrando in alcuno dei sottotipi di carcinoma a cellule renali descritti in precedenza. All'esame al microscopio, le cellule cancerose non classificate presentano una struttura e caratteristiche genetiche che non corrispondono alla descrizione di alcuno dei sottotipi di carcinoma a cellule renali più comuni. In questa categoria rientrano di solito tumori aggressivi che non rispondono alla terapia tradizionale del carcinoma a cellule renali.

Carcinoma dei tubuli collettori

Si tratta di una variante rara e molto aggressiva del cancro del rene. Rappresenta meno dell'1% dei casi. Di solito, questa forma di carcinoma, al momento della diagnosi, ha già generato metastasi. È più
comune in individui più giovani. La terapia si orienta verso regimi chemioterapici simili a quelli utilizzati per il trattamento del carcinoma a cellule transizionali (vedi più avanti), poiché questi tumori non rispondono alle terapie tradizionali dei carcinomi a cellule renali, come ad esempio l'immunoterapia.

Carcinoma midollare

Anche questa è una variante molto rara e aggressiva di cancro del rene. Si ritiene che sia una variante del carcinoma dei tubuli collettori. È comunemente associato al tratto falciforme ed è quindi più comune all'interno della popolazione afroamericana. Rappresenta meno dell'1% di tutte le diagnosi di cancro del rene. La chemioterapia costituisce il principale trattamento di questa malattia.

Carcinoma sarcomatoide

Questa malattia è caratterizzata da un tumore scarsamente differenziato e può verificarsi in concomitanza a qualsiasi sottotipo comune di carcinoma a cellule renali. Il termine si riferisce al fatto che, al microscopio, le cellule del carcinoma hanno l'aspetto delle cellule del sarcoma. La percentuale di differenziazione sarcomatoide risulta in genere dal referto istologico del tumore ed è correlata all'aggressività del tumore stesso. La prognosi associata al carcinoma sarcomatoide era in passato generalmente sfavorevole, ma oggi, grazie alla disponibilità di nuovi farmaci, le speranze di cura sono maggiori. Questa malattia si riscontra di frequente in pazienti il cui cancro del rene ha generato metastasi diffuse. Questa forma di cancro del rene viene talvolta trattata con la chemioterapia.

Carcinoma a cellule transizionali del rene

Il carcinoma a cellule transizionali (TCC, dall'inglese Transitional Cell Carcinoma) del rene, tumore raro e potenzialmente molto aggressivo, non è un cancro del rene vero e proprio ma deve essere considerato dello stesso tipo del tumore della vescica. Se il cancro non si è diffuso, può essere trattato mediante la rimozione chirurgica del rene e del relativo uretere. Avviene spesso, tuttavia, che questo carcinoma si ripresenti nella vescica. Quando il tumore è di notevoli dimensioni o ha prodotto metastasi, la prognosi è sfavorevole e le opzioni di trattamento sono simili a quelle del cancro alla vescica metastatico, che prevede la chemioterapia.

Scoperta, diagnosi e stadi

Poiché il cancro del rene può diffondersi in altre parti del corpo, è importante cercare di individuarlo con la massima attenzione. La ricerca inizia sempre con una visita accurata e con una descrizione dettagliata dei problemi di salute attuali e passati. Per determinare l'estensione del cancro e stabilire il programma di trattamento più adatto a te, il tuo medico può prescriverti alcuni (o anche tutti) fra gli esami che seguono:

Tomografia assiale computerizzata (TAC)

Una tomografia assiale computerizzata, comunemente detta TAC, è un esame estremamente specialistico, che consente di visualizzare gli organi interni e offre un'immagine molto precisa di aree specifiche del corpo. Rappresenta quindi uno dei principali strumenti d'imaging biomedico per la valutazione del carcinoma a cellule renali. Se da una radiografia eseguita per altri motivi o da una visita risulta la presenza di una massa o di un ispessimento nella regione dei reni, che potrebbe indicare la presenza di un tumore, viene spesso prescritta una TAC.

Una TAC è più dettagliata di una normale radiografia, poiché "fotografa" gli organi in sottili strati successivi da diverse angolazioni. Un computer quindi ricompone le immagini, consentendo di vedere le dimensioni e la posizione di eventuali anomalie. Per ottenere immagini di migliore qualità degli organi addominali, è talvolta necessario assumere oralmente (per bocca) una soluzione a base di bario prima dell'esame. Può anche essere necessario iniettare al paziente un liquido di contrasto per via endovenosa. Di solito la TAC non provoca alcun dolore, mentre il liquido di contrasto può talvolta causare una sensazione di calore. Alcuni pazienti sono soggetti a reazioni allergiche dovute al liquido di contrasto, soprattutto coloro che sono allergici allo iodio. A seconda della parte del corpo in esame, prima della procedura può essere necessario seguire un particolare regime alimentare. In alcuni casi il liquido di contrasto per via endovenosa non viene somministrato, se la funzione renale non

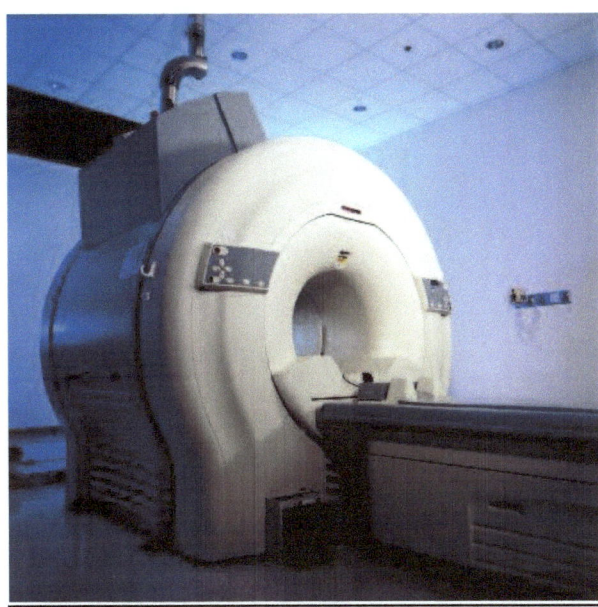

Una tipica apparecchiatura per la TAC. La risonanza magnetica (RMI) e la TAC sono esami comunemente utilizzati per la diagnosi del cancro del rene.

rientra all'interno di un determinato intervallo per quanto riguarda il livello di creatinina. In alcuni reparti di radiologia, per determinare se la funzione renale è adeguata per la somministrazione del liquido di contrasto per via endovenosa, si utilizza la velocità di filtrazione glomerulare stimata (eGFRm, dall'inglese estimated glomerular filtration rate).

Risonanza magnetica (RMI)

Una risonanza magnetica (spesso abbreviata in RMI, dall'inglese Magnetic Resonance Imaging) è un esame specialistico simile alla TAC, ma più adatto per la diagnosi in determinate aree del corpo, come le ossa, il cervello e la spina dorsale. Con la risonanza magnetica si ottiene un'immagine precisa della sezione trasversale di organi specifici, per consentirne un'analisi strato per strato. La risonanza magnetica di solito non è dolorosa. Poiché per produrre le immagini viene utilizzato un potente magnete, i pazienti con impianti metallici nel proprio corpo, ad esempio protesi dell'anca, pacemaker o piastre metalliche, devono parlare con il proprio medico e con il tecnico che effettua la risonanza prima di sottoporsi alla procedura. L'esame può richiedere che il paziente rimanga sdraiato e immobile per molto tempo, di solito in uno spazio ristretto. Tale condizione può mettere in difficoltà coloro che si sentono a disagio in spazi chiusi. La risonanza magnetica viene spesso utilizzata nei casi in cui la TAC non consenta di visualizzare in modo sufficientemente chiaro una determinata area del corpo. Il liquido di contrasto per via endovenosa, utilizzato per la risonanza magnetica, è a base di gadolinio e richiede le stesse precauzioni di quello utilizzato per la TAC per quanto riguarda la funzione renale.

Scintigrafia ossea

La scintigrafia ossea è un esame che può essere utilizzato per verificare l'eventuale diffusione alle ossa del cancro. L'esame viene eseguito iniettando per via endovenosa una piccola quantità di uno speciale materiale radioattivo. Questo materiale arriva quindi alle ossa, dove si raccoglie nei punti in cui l'attività ossea è maggiore. Questo esame consente di individuare sia le patologie cancerose che quelle non cancerose, ma da solo non permette di distinguere tra cancro e altre malattie, quali l'artrite. In alcuni casi la scintigrafia ossea non rivela la presenza del carcinoma a cellule renali nelle ossa e sono pertanto necessari altri esami, ad esempio radiografie o TAC.

Tomografia a emissione di positroni (PET)

La tomografia a emissione di positroni (o PET, dall'inglese Positron Emission Tomography) è un esame diagnostico molto specialistico che fornisce informazioni sull'estensione del cancro, in base a determinate attività delle cellule. La PET viene di solito utilizzata nei casi di cancro del seno, del colonretto, dell'ovaio, del polmone, della testa e del collo, nonché nei casi di linfoma e di melanoma.

L'efficacia della PET per l'individuazione del cancro del rene è ancora oggetto di studio. A differenza della TAC e della risonanza magnetica, che generano un'immagine degli organi interni o di altre strutture, la PET genera immagini in base alle variazioni chimiche e fisiologiche correlate al metabolismo delle cellule. Questo aspetto è molto importante, poiché le variazioni a livello chimico e fisiologico spesso si verificano prima che siano visibili cambiamenti strutturali nei tessuti. Di conseguenza, la PET agevola la distinzione tra tumori benigni e tumori maligni e consente ai medici di determinare lo stadio della diffusione del cancro nel corpo del paziente. La PET, inoltre, consente di definire in modo quantificabile se le terapie in corso sono efficaci. La tomografia a emissione di positroni viene utilizzata con una certa frequenza in combinazione alla TAC e alla risonanza magnetica. Una PET dura all'incirca da 15 minuti a due ore, a seconda dell'area del corpo sottoposta all'esame.

Ultrasonografia (Ultrasuoni o US)

In presenza di sangue nell'urina, può essere prescritta un'ecografia dell'addome, con particolare attenzione ai reni, agli ureteri e alla vescica. L'ecografia può inoltre essere utilizzata per distinguere una cisti da una massa solida. Di solito per questo esame, che generalmente non provoca disagio, non è necessario alcun tipo di preparazione. Generando immagini degli organi interni mediante onde sonore, l'ecografia consente al radiologo di individuare l'eventuale presenza di masse. Una sonda (il trasduttore) viene passata sulla pelle. La sonda emette onde sonore, che vengono rilevate come eco restituito dagli organi interni. Le immagini ecografiche generate dai tumori del rene sono diverse da quelle prodotte dal tessuto renale sano. Questo esame può essere utilizzato per la diagnosi iniziale di una massa renale o per visualizzare la massa quando si esegue un'agobiopsia (vedi Biopsia più avanti).

Urografia

Può essere prescritta anche un'urografia. Un liquido di contrasto speciale viene iniettato in un vaso sanguigno, di solito nel braccio. Il liquido circola nel flusso sanguigno e arriva ai diversi organi del corpo, tra cui i reni. Quando il liquido di contrasto percorre i reni, vengono effettuate alcune radiografie. In tal modo è possibile individuare eventuali anomalie. Se i risultati dell'ecografia o dell'urografia danno adito a sospetti, può essere prescritta una TAC.

Radiografia del torace

La radiografia del torace consente di vedere se il cancro si è diffuso nei polmoni. Se la radiografia rivela la presenza di un'anomalia, il medico può prescrivere una TAC del torace, per consentire l'identificazione di tale anomalia.

Biopsia

Se, al termine degli esami diagnostici, sussiste un forte sospetto clinico che la massa renale sia cancerosa (maligna), viene immediatamente eseguita la rimozione chirurgica di tutto il rene o di parte di esso (nefrectomia). In alcuni casi viene effettuata la biopsia della massa, ma questa procedura non è frequente. Durante la biopsia, un piccolo campione di tessuto viene rimosso dalla massa ed esaminato, per determinarne la natura benigna o maligna. Esistono diversi metodi di esecuzione della biopsia di una massa renale. Il più comune è una procedura detta ago biopsia (FNA, dall'inglese fine needle aspiration). Con l'aiuto di un'ecografia o di una TAC, il medico inserisce un ago lungo e sottile attraverso la pelle direttamente nella massa e rimuove il campione di tessuto. Il patologo esamina il campione al microscopio, per determinare se è benigno o maligno. Se è maligno, il patologo identifica inoltre l'istologia (tipo di cellule).

Se al momento della scoperta della massa renale è già chiaramente evidente una metastasi diffusa, la biopsia può essere eseguita da un'area di metastasi anziché dal rene. Questa procedura è consigliata per ridurre il rischio di emorragia, se l'area di metastasi è più facilmente accessibile del rene. Una biopsia può essere utile per programmare il trattamento terapeutico successivo, anche nei casi in cui non sussistano dubbi sulla diagnosi.

Altri esami

Oltre agli esami descritti in precedenza, per completare la valutazione, il medico può prescrivere uno o più dei seguenti esami di laboratorio.

Esame dell'urina

L'esame dell'urina viene di solito prescritto in occasione di un check-up completo. Le analisi chimiche e le osservazioni al microscopio effettuate consentono di rilevare piccole quantità di sangue e di altre sostanze non visibili a occhio nudo. Per circa la metà dei pazienti affetti da cancro del rene sono presenti tracce di sangue nell'urina. All'esame al microscopio dei campioni di urina (detto citologia urinaria) possono essere individuate anche delle cellule cancerose.

Esami del sangue

Alcuni risultati dell'emocromo e dell'analisi chimica completa del sangue possono essere associati al carcinoma a cellule renali. L'anemia (un numero insufficiente di globuli rossi) è molto comune. Può inoltre verificarsi un'eritrocitosi (un numero eccessivo di globuli rossi), poiché alcuni tipi di cancro del rene producono un ormone (l'eritropoietina) in grado di aumentare la produzione di globuli rossi da parte del midollo osseo.

Talvolta nel sangue si riscontrano, per motivi sconosciuti, alti livelli di enzimi epatici e di calcio (ipercalcemia).

Il ruolo degli stadi e dei gradi

La determinazione dello **stadio** di un cancro è il processo con cui viene classificata la diffusione del cancro, mentre il **grado** determina le caratteristiche e la costituzione delle cellule cancerose. I due sistemi hanno ruoli diversi. Sia lo stadio che il grado, tuttavia, sono elementi importanti per la previsione del decorso della malattia e dell'efficacia del trattamento (prognosi) e sono utili per stabilire la terapia appropriata e le probabilità di successo di questa..

Determinazione dello stadio

Alcuni esami basati sulle immagini, ad esempio la TAC e la risonanza magnetica, consentono di determinare lo stadio del cancro, poiché permettono di capire se il cancro ha raggiunto particolari organi. Per valutare lo stato di salute generale vengono eseguiti anche gli esami del sangue.

Un sistema di classificazione in base allo stadio è un metodo standard utilizzato dallo staff medico per descrivere l'estensione del cancro. Il sistema più comune è stato sviluppato dall'American Joint Committee on Cancer (AJCC).

Classificazione TNM dell'American Joint Committee on Cancer (AJCC)

La classificazione dell'AJCC si basa sulla valutazione delle dimensioni del tumore presente nel rene (T), del numero di linfonodi (N) e dell'estensione della metastasi (M). Dopo la valutazione dei parametri T, N e M viene effettuato un raggruppamento degli stadi.

Il parametro T si riferisce alle dimensioni del tumore primario. Il valore numerico aumenta con le dimensioni e l'invasività. La lettera T seguita da un numero da 0 a 4 descrive le dimensioni del tumore e la sua diffusione nei tessuti adiacenti. Alcuni valori vengono ulteriormente suddivisi con lettere, ad esempio T1a e T1b. Più alti sono i valori T, maggiore è la dimensione e/o la diffusione ai tessuti adiacenti al rene del tumore.

Il parametro N indica la presenza o l'assenza del tumore nei linfonodi adiacenti. I linfonodi sono organi delle dimensioni di un fagiolo, in cui sono raccolte le cellule immunitarie (linfociti) che combattono l'insorgenza d'infezioni e tumori. La lettera N seguita da un numero, da 0 a 2, indica se il cancro ha raggiunto i linfonodi adiacenti al rene e, in caso affermativo, quanti linfonodi sono coinvolti.

Il parametro M identifica la diffusione del cancro dal tumore principale. La lettera M, seguita da 0 o 1, indica se il cancro ha raggiunto organi distanti, ad esempio i polmoni o le ossa, o linfonodi presenti in altre parti del corpo.

Definizioni dettagliate delle categorie T, N e M

Tumore primario (T):

TX: non è possibile valutare il tumore primario (informazioni non disponibili).

T0: nessuna evidenza di un tumore primario.

T1a: il tumore ha un diametro di 4 cm o inferiore ed è limitato al rene.

T1b: il tumore è superiore ai 4 cm ma inferiore ai 7 cm ed è limitato al rene.

T2: il tumore è più grande di 7 cm ma è ancora limitato al rene.

T3a: il tumore si è diffuso nel surrene o nel tessuto adiposo circostante il rene, ma non oltre il tessuto fibroso detto fascia del Gerota, che circonda il rene e il tessuto adiposo adiacente.

T3b: il tumore si è esteso alla grande vena che esce dal rene (vena renale) e/o alla parte addominale della vena che porta al cuore (vena cava).

T3c: il tumore ha raggiunto la parte toracica della vena cava o ha invaso le pareti della vena cava.

T4: il tumore si è esteso oltre la fascia del Gerota (tessuto fibroso che circonda il rene e il tessuto adiposo adiacente).

Linfonodi regionali (N):
NX: non è possibile valutare i linfonodi regionali (informazioni non disponibili).

N0: nessuna metastasi ai linfonodi regionali.

N1: metastasi a un linfonodo regionale (adiacente).

N2: metastasi a più di un linfonodo regionale (adiacente).

Estensione della metastasi (M):

MX: non è possibile valutare la presenza di metastasi distali (informazioni non disponibili).

M0: nessuna metastasi distale.

M1: sono presenti metastasi distali. Può indicare anche metastasi a linfonodi non regionali (non adiacenti al rene) e/o ad altri organi, ad esempio polmoni, ossa o cervello.

Raggruppamento degli stadi TNM del cancro a cellule renali

Una volta determinate le categorie T, N e M, tali informazioni vengono raggruppate per stabilire lo stadio complessivo della malattia. Questo stadio viene espresso in numeri romani, dallo stadio I, il meno grave o il più precoce, allo stadio IV, il più grave o il più avanzato.

Stadio I: T1a-T1b, N0, M0. Il tumore è di 7 cm o inferiore ed è limitato al rene. Non si è diffuso a linfonodi né a organi distali.

| Stadio I | Stadio II | Stadio III | Stadio IV |

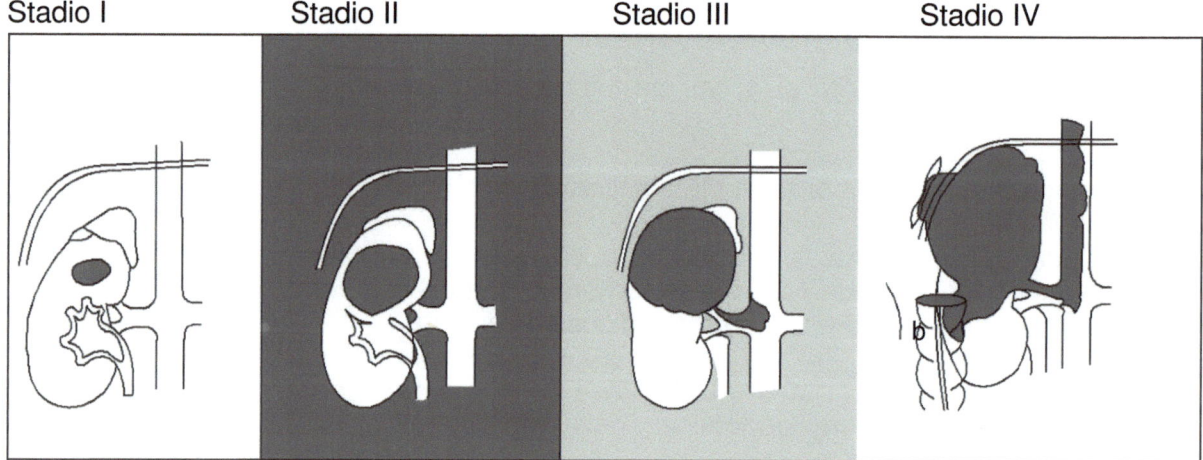

Stadio II: T2, N0, M0. Il tumore è più grande di 7 cm ma è ancora limitato al rene. Non si è diffuso a linfonodi né a organi distali.

Stadio III: T1a-T3b, N1, M0 o T3a-T3c, N0, M0. Questo stadio comprende diverse combinazioni di categorie T e N, tra cui quelle relative a un tumore che si è esteso a un solo linfonodo adiacente e non
ad altri organi. Lo stadio III comprende inoltre i tumori che non hanno raggiunto linfonodi o organi distali ma che si sono estesi al surrene, al tessuto adiposo intorno al rene e/o che si sono diffusi nella grande vena che va dal rene al cuore (vena cava).

Stadio IV: T4, N0-N1, M0 o qualsiasi T, N2, M0 o qualsiasi T, qualsiasi N, M1. Questo stadio comprende diverse combinazioni di categorie T, N e M, tra cui quelle relative ai tumori che si sono estesi direttamente attraverso il tessuto adiposo e la fascia del Gerota, il tessuto fibroso che circonda il rene.
Lo stadio IV comprende inoltre i tumori che hanno raggiunto più linfonodi adiacenti al rene, un qualsiasi linfonodo distante dal rene o un qualsiasi organo distale, ad esempio polmoni, ossa o cervello.

Determinazione del grado

Il sistema per la determinazione delle caratteristiche delle cellule cancerose è detto sistema di Fuhrman. Il grado di Fuhrman viene stabilito dal patologo, che analizza il tumore valutando l'aspetto delle cellule. La determinazione del grado si basa sull'esame del nucleo (la parte della cellula in cui si trova il DNA) della cellula cancerosa e più precisamente sulla somiglianza del nucleo di tale cellula a quello di una cellula renale normale.
Ai diversi tipi di cancro del rene viene di solito assegnato un grado di Fuhrman da 1 a 4. I tipi di cancro del rene di grado 1 sono caratterizzati da un nucleo cellulare molto simile a quello delle cellule renali normali. Questi tipi di cancro di solito crescono lentamente e altrettanto lentamente si diffondono in altre parti del corpo. La prognosi per questi tipi di cancro tende a essere favorevole. Il nucleo delle cellule cancerose del rene di grado 4, all'estremità superiore della scala di Fuhrman, ha un aspetto molto diverso da quello delle normali cellule renali. La prognosi per questi tipi di cancro è meno favorevole. In genere, maggiore è il grado di Fuhrman, meno favorevole è la prognosi.
È importante non dimenticare che, sebbene sia possibile effettuare previsioni in base al grado e allo stadio, la prognosi può variare moltissimo, persino all'interno dello stadio I e spesso anche nello stadio IV. Devi sempre consultarti con il tuo medico, che potrà offrirti una valutazione precisa del decorso della tua malattia.

NOTE

Con l'intervento chirurgico e un migliore trattamento di follow-up c'è speranza

Paziente: Beverly
Age: 67

"Il mio intervento di nefrectomia risale a 14 anni fa. All'epoca, io e mio marito abitavamo nelle Filippine. Sono tornata negli Stati Uniti e mi sono fatta operare qui, al Johns Hopkins.

L'intervento di per sé è stato molto semplice. Si è trattato di una nefrectomia radicale con esito positivo, per fortuna, visto che il tumore non ha prodotto metastasi.

La fase post-operatoria è stata piuttosto frustrante perché, a differenza di altri pazienti del mio reparto, non sono riuscita ad alzarmi e a camminare subito. I primi due giorni sentivo troppo dolore. La mia gabbia toracica era molto sensibile. Comunque, in tempi abbastanza brevi, sono riuscita ad alzarmi e a iniziare a muovermi e le mie figlie hanno cominciato a insistere perché facessi un po' di movimento ogni giorno. Credo che questo abbia favorito la mia guarigione. Mangiare seduta a tavola è stato difficile per un po', ma poco a poco anche quel dolore se n'è andato. In sei settimane sono stata in grado di tornare nelle Filippine.

Ora, come volontaria, mi occupo dei diritti dei malati di cancro del rene e offro il mio contributo al Cancer Patient Education Program, presso il centro medico della città in cui abito. Ho sempre consigliato ai malati di cancro del rene di mantenere viva la speranza, ma con i nuovi farmaci scoperti negli ultimi anni, c'è motivo di speranza, oggi ancor più che in passato. Sapere che tra i nuovi medicinali approvati c'è finalmente una terapia efficace offre un'enorme spazio all'ottimismo. Oggi, la prognosi del cancro del rene non deve più essere necessariamente così terribile come in passato."

CAPITOLO 3

TRATTAMENTO CHIRURGICO

Informazioni sui diversi approcci chirurgici alle forme più comuni di cancro al rene

L'intervento chirurgico è considerato il trattamento primario per la maggior parte dei tipi di cancro del rene. A seconda del tipo, delle dimensioni del tumore, della diffusione della malattia e delle condizioni fisiche generali del paziente, è possibile scegliere tra diverse procedure chirurgiche. Il tuo medico prenderà in considerazione le alternative più opportune per te.

Intervento tradizionale: rimozione di tutto il rene o di una parte di esso

Il trattamento della maggior parte dei tipi di cancro del rene inizia con la rimozione del tumore primario, mediante un'operazione detta nefrectomia. In alcuni casi è necessario rimuovere completamente il rene, in altri viene rimossa solo una parte dell'organo. Lo scopo dell'intervento chirurgico è rimuovere il tumore primario e il tessuto coinvolto del rene. Una nefrectomia può giovare anche se il cancro si è già diffuso, poiché il tuo corpo dovrà combattere con un numero inferiore di cellule cancerose durante le terapie che il tuo medico ti potrebbe consigliare dopo l'intervento. Uno studio condotto su 245 pazienti affetti da cancro del rene metastatico operabile ha dimostrato, infatti, che i pazienti sottoposti a nefrectomia prima della terapia sistemica con interferone alfa hanno presentato un tasso di sopravvivenza superiore rispetto ai pazienti trattati solo con interferone alfa[13].

La nefrectomia è un'operazione chirurgica ben definita e piuttosto comune. Ogni anno vengono eseguiti migliaia d'interventi di nefrectomia, sia per cancro del rene che per altre patologie. Sebbene si tratti di un intervento serio, i potenziali rischi sono ben noti ed è considerato sicuro, se il paziente non soffre di altre patologie, ad esempio cardiopatia o malattie del fegato.

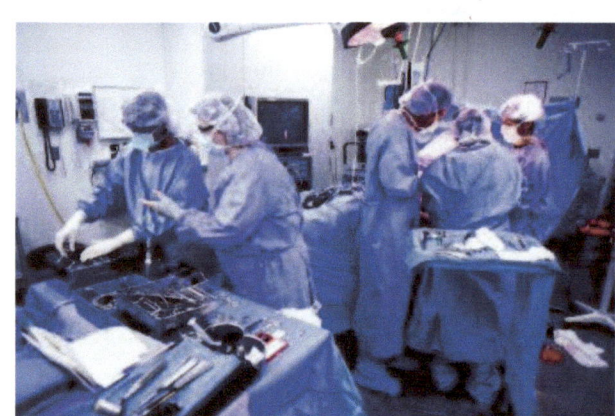

La nefrectomia, totale o parziale, è considerata il trattamento primario per la maggior parte dei tipi di cancro del rene.

Il tasso di mortalità è inferiore all'1% per i pazienti il cui cancro non è metastatizzato e di circa l'1% per i pazienti con metastasi. Le complicazioni sono piuttosto rare, a meno che il tumore localizzato non sia in una fase avanzata, come avviene quando si estende alla vena renale o alla vena cava inferiore (la grande vena attraverso la quale il sangue torna al cuore dalle gambe e dagli organi interni) oppure quando il tumore si è diffuso oltre il rene. Se il tumore si è esteso alla vena, è necessario un intervento di chirurgia vascolare per rimuoverlo dalla vena o per rimuovere la vena stessa. Si tratta di un problema ben noto, che però richiede un'operazione più lunga e, spesso, trasfusioni di sangue. Le trasfusioni di solito non sono necessarie per tumori localizzati e di piccole dimensioni.

Sebbene la nefrectomia rappresenti il trattamento più comune per il cancro del rene, è importante tenere presente che, in alcuni casi, può non essere opportuna. Il tuo medico ti spiegherà i fattori che influiscono sulla decisione di procedere o meno all'intervento di nefrectomia.

Per il trattamento del cancro del rene sono possibili due tipi di nefrectomia. Con la **nefrectomia parziale a cielo aperto** il chirurgo rimuove solo la parte del rene interessata dal tumore. La **nefrectomia radicale a cielo aperto** prevede la rimozione di tutto il rene e spesso del surrene sopra il rene interessato, del tessuto adiposo circostante e dei linfonodi ingrossati adiacenti al rene.

Nella maggior parte dei casi, il chirurgo effettua una nefrectomia radicale, poiché è più efficace per l'eliminazione del cancro. La nefrectomia parziale, tuttavia, consente spesso di ottenere lo stesso risultato nei pazienti affetti da un cancro di piccole o medie dimensioni. Una nefrectomia parziale è indicata in particolar modo per i pazienti con insufficienza renale o con problemi all'altro rene14. Anche la dimensione del tumore può essere determinante nell'eventuale scelta della nefrectomia parziale. Gli interventi di nefrectomia parziale sono talvolta associati a complicazioni specifiche, ad esempio blocco temporaneo del rene o drenaggio prolungato dell'urina, che sono tuttavia a loro volta correlate di solito alle dimensioni e alla posizione del tumore. In passato, la nefrectomia parziale veniva eseguita solo su pazienti con rene solitario (ovvero con un solo rene), ma oggi è considerata sicura e viene spesso eseguita su pazienti con un secondo rene sano. È un dato di

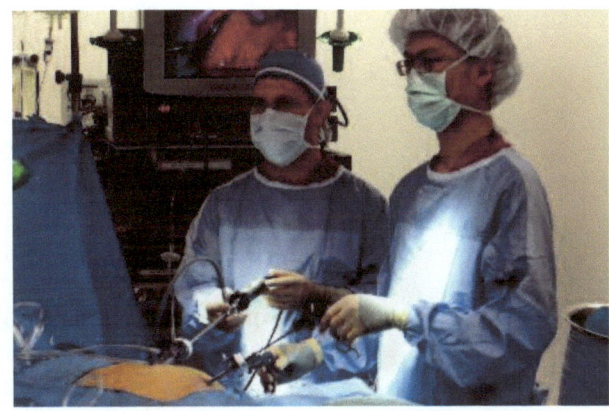

Le tecniche cosiddette "minimamente invasive", ad esempio la laparoscopia, nella foto sopra, consentono tempi di guarigione e periodi di ricovero più brevi.

fatto che, presso gli ospedali e le cliniche universitarie che curano un gran numero di pazienti affetti di cancro del rene, il numero di nefrectomie parziali può superare quello delle nefrectomie totali. Una nefrectomia parziale, tuttavia, richiede abilità da parte del chirurgo. Dovresti trovare un chirurgo con notevole esperienza e che esegue molti interventi di nefrectomia parziale.

Una nefrectomia radicale richiede un intervento più esteso. Durante una nefrectomia radicale viene spesso rimosso il surrene, la ghiandola situata immediatamente sopra il rene. Tuttavia, può essere una scelta appropriata non rimuovere il surrene, soprattutto quando il tumore è relativamente piccolo o è situato nella parte inferiore del rene. La rimozione, completa o parziale, dei linfonodi durante l'intervento può essere utile per determinare se il tumore si è diffuso, ma, anche in questo caso, la decisione dipende da una serie di fattori. Il patologo esaminerà i linfonodi e il surrene al microscopio per verificare l'eventuale presenza di cellule cancerose in questi tessuti.

Laparoscopia e cancro del rene

Negli ultimi tempi sono state scoperte tecniche chirurgiche meno invasive, che sono ora ampiamente utilizzate. Tali tecniche, dette "tecniche chirurgiche minimamente invasive", prevedono l'uso di un laparoscopio, uno strumento che viene passato attraverso una serie di piccole incisioni ("porte") nella parete addominale. È possibile eseguire una laparoscopia sia per la nefrectomia radicale che per la nefrectomia parziale, con esito analogo a quello delle tecniche chirurgiche tradizionali.

Rispetto alla nefrectomia radicale a cielo aperto, la nefrectomia radicale o parziale in laparoscopia riduce l'emorragia, abbrevia il ricovero in ospedale, consente un impiego inferiore di farmaci antidolorifici e accelera i tempi di guarigione[15].

La nefrectomia radicale in laparoscopia è disponibile in molti ospedali e sono molti i chirurghi che la effettuano. L'uso della relativa strumentazione, tuttavia, può presentare difficoltà tecniche. Sono state
quindi sviluppate tecniche di assistenza manuale, per semplificare la procedura in casi particolari[16]. I chirurghi talvolta effettuano una piccola incisione al lato dei fori, nella quale inseriscono la mano, per aiutarsi a manovrare il laparoscopio. La laparoscopia manualmente assistita consente di diffondere maggiormente la pratica della nefrectomia in laparoscopia, mantenendo i vantaggi della chirurgia minimamente invasiva.

È possibile eseguire in laparoscopia anche la nefrectomia parziale, ma il numero di chirurghi che la esegue è attualmente inferiore, a causa dell'esperienza e dell'abilità richieste. Inoltre, questo tipo d'intervento è opportuno solo per determinati pazienti, con un unico tumore di piccole dimensioni.

Nefrectomia parziale in laparoscopia robot-assistita

La nefrectomia parziale in laparoscopia robot-assistita è un nuovo trattamento offerto di recente ai pazienti da diversi ospedali. Mentre nel trattamento del cancro della prostata i robot sono in uso da diversi anni, la rimozione parziale del cancro del rene rappresenta una nuova applicazione.

Il robot, in pratica, semplifica l'esecuzione della procedura laparoscopica da parte del chirurgo. Il robot chirurgo è composto da due parti: il robot vero e proprio e la console del chirurgo. Il robot ha un braccio che controlla una telecamera e due o tre bracci che controllano gli strumenti laparoscopici miniaturizzati, che svolgono diverse funzioni. Il chirurgo siede alla console, da cui può vedere una ripresa tridimensionale del campo e controlla gli strumenti del robot. Per l'esecuzione di una laparoscopia standard è necessaria una notevole esperienza per rimuovere il tumore, suturare i vasi sanguigni all'interno del rene e richiudere e suturare il rene. Il robot rende più semplice al chirurgo l'esecuzione della nefrectomia parziale in laparoscopia. Attualmente, tuttavia, le informazioni disponibili su questa procedura sono scarse, dato che si tratta di una tecnica recente. Non sappiamo ancora se sia più efficace della nefrectomia parziale in laparoscopia o a cielo aperto, procedure considerate gli standard di riferimento. È importante che tu chieda al tuo chirurgo quanta esperienza ha maturato nell'esecuzione di nefrectomie parziali in laparoscopia o d'interventi chirurgici robot-assistiti.

Terapie ablative

La laparoscopia ha dato buoni risultati anche in combinazione con una tecnica, detta **criochirurgia**, che distrugge i piccoli tumori del rene in determinati pazienti[17]. La criochirurgia, o crioablazione, consente di distruggere il tessuto malato mediante l'applicazione di temperature molto al di sotto dello zero, ottenute con azoto liquido o argon. L'**ablazione a radiofrequenza** (**RFA**, dall'inglese Radiofrequency Ablation) è un'altra tecnica utilizzata per distruggere i tumori di piccole dimensioni. La RFA distrugge i tumori mediante l'applicazione di energia termica (calore). In determinati pazienti, entrambe le procedure possono essere eseguite facendo passare delle sonde microscopiche direttamente attraverso la pelle, per raggiungere il tumore con l'ausilio di raggi x, senza alcuna incisione.

I benefici a lungo termine di queste tecniche ablative non invasive sono ancora da stabilire. Per tale motivo, esse sono ancora considerate tecniche sperimentali. Chiedi al tuo medico quale tecnica chirurgica è più indicata nel tuo caso specifico.

Il ruolo della nefrectomia negli stadi avanzati della malattia

La nefrectomia è divenuta parte integrante della cura dei pazienti con cancro del rene metastatico. In passato la nefrectomia veniva effettuata solo in circostanze particolari, talvolta per alleviare il dolore o per fermare un'emorragia del rene altrimenti intrattabile.

Tuttavia, il fatto che a seguito della nefrectomia in alcuni pazienti si sia verificata una regressione spontanea della metastasi e che il tumore primario risponda di rado, per non dire mai, alla terapia sistemica, ha spinto a integrare in modo più ampio la nefrectomia nella prassi di trattamento dei pazienti affetti da metastasi. Se il rene viene rimosso, i pazienti rispondono meglio alle terapie sistemiche, in particolare alle immunoterapie.

L'esecuzione di una nefrectomia su pazienti con cancro del rene a uno stadio avanzato non è tuttavia priva di rischi. La concreta possibilità di un avanzamento significativo della metastasi durante il periodo postoperatorio o la possibile insorgenza di complicazioni, prima o durante l'intervento chirurgico, tali da prolungare il periodo di riabilitazione postoperatoria, possono indurre a ritardare o a evitare la somministrazione della terapia sistemica nel periodo postoperatorio. Per la riuscita dell'intervento è fondamentale stabilire l'idoneità dei pazienti. I pazienti non devono presentare controindicazioni all'intervento chirurgico e devono avere un tumore che possa essere rimosso completamente e in modo sicuro con l'operazione. I pazienti per i quali sussistono possibilità di complicazioni, ad esempio estese metastasi al fegato, al cervello o alle ossa, non sono idonei per l'intervento, a causa della prognosi complessiva sfavorevole.

Embolizzazione arteriosa

La procedura detta embolizzazione arteriosa viene utilizzata solo in particolari circostanze, prima dell'operazione, per semplificare la nefrectomia totale. Alcuni piccolissimi frammenti di una speciale spugna gelatinosa o di altro materiale vengono iniettati mediante catetere per bloccare l'arteria che raggiunge il rene affetto dal tumore. Grazie a questa procedura il tumore si atrofizza, perché privato dell'ossigeno e delle sostanze nutritive necessarie per il suo sviluppo e, soprattutto, l'emorragia durante l'operazione è minore. Questa procedura viene inoltre utilizzata per alleviare il dolore o ridurre l'emorragia, nei casi in cui la rimozione chirurgica non sia possibile a causa di uno stato di salute compromesso o per altri motivi.

Atteggiamento nei confronti del tumore

Il tuo tumore e il tessuto rimosso possono essere utili, sia per te in quanto malato di cancro, che per la ricerca contro il cancro in generale. Il tumore e gli altri tessuti rimossi chirurgicamente offrono al tuo medico informazioni sul tuo cancro, che potrebbero essere importanti per la stima del tuo rischio di recidiva e per la scelta dei trattamenti successivi, oltre che come contributo per la ricerca. Per esempio, il tumore è una miniera di globuli bianchi e di altri elementi del sistema immunitario, che il tuo corpo ha messo in campo per combattere il cancro. In alcuni casi, sempre nell'ambito di un protocollo di ricerca, che ti verrà richiesto di accettare per iscritto prima della rimozione del tumore, il tessuto può essere impiegato per la preparazione di un vaccino o può essere conservato per altri scopi. Il tessuto non è utilizzabile se il tumore viene distrutto tramite criochirurgia o RFA, anche se sarebbe comunque necessario eseguire una biopsia prima di questi trattamenti.

Alcune terapie in fase di sviluppo utilizzano materiali estratti dal tumore rimosso chirurgicamente per combattere eventuali cellule maligne residue. È importante tenere presente che queste terapie, il vaccino ad esempio, sono in fase sperimentale e che i risultati sono ancora incerti. Prima dell'intervento, ti consigliamo di decidere con il tuo medico l'uso più appropriato del tuo tessuto dopo la rimozione. **Non dimenticare, tuttavia, che attualmente la routine non prevede la conservazione del tessuto.** Inoltre, di solito non è possibile conservare il tessuto per la terapia successiva, a meno che ciò non sia previsto da un protocollo di ricerca approvato presso l'istituto in cui l'operazione chirurgica deve essere effettuata. Ti suggeriamo di chiedere consiglio al tuo medico.

Prima dell'intervento

Se il tuo medico ti consiglia la nefrectomia, è probabile che tu voglia rivolgergli molte domande e nutra molte preoccupazioni. Non esitare e condividerle con il tuo medico. Devi sapere dove verrà eseguito l'intervento e chi sarà il chirurgo. Il tuo intervento deve svolgersi in un ospedale o in un centro medico con esperienza nella cura del cancro del rene. **Il chirurgo deve essere specializzato in urologia e iscritto all'albo.** Se non sai se l'ospedale o il chirurgo soddisfano questi requisiti, cerca di ottenere una risposta prima di programmare l'intervento o di fornire il tuo consenso. Nessuno si offenderà per la tua prudenza. Dovresti inoltre chiedere come ti sentirai dopo l'operazione e come verrà gestito il dolore che potresti provare. Chiedi anche quando verrai dimesso/a, quando potrai riprendere le tue normali attività e a quale trattamento di follow-up verrai sottoposto/a. Le risposte a queste domande possono contribuire ad alleviare o a ridurre la tua ansia, consentendoti di concentrarti sulla guarigione e sulla lotta contro il cancro.

Il giorno prima dell'intervento

Prima dell'intervento chirurgico vengono eseguiti alcuni semplici esami finali, di solito quando incontri l'anestesista, in modo che quest'ultimo sappia quanto gas anestetico somministrarti durante l'operazione. Dovrai anche assumere un lassativo e bere molti liquidi, per svuotare l'intestino. Per ridurre il rischio d'infezioni durante l'operazione, lo stomaco e l'intestino devono essere vuoti. Potrebbe anche esserti richiesto di lavarti tutto il corpo con uno speciale sapone antibatterico. Agli uomini si consiglia di rasarsi la sera prima: dopo l'intervento non ci sarà occasione di rasarsi per diversi giorni e la barba lunga è solo un fastidio in più. Anche se di solito dormi senza problemi, la notte prima dell'intervento sarai probabilmente un po' ansioso/a. Per assicurarti una notte di sonno ti verrà probabilmente offerta una pillola di sonnifero. Prendila senza problemi.

Il giorno dell'intervento

La maggior parte dei pazienti si presenta in ospedale il giorno dell'intervento. Quando arriverai nell'area dell'ospedale riservata alla preparazione preoperatoria, il giorno dell'intervento, l'anestesista ti preparerà per l'intervento. Per non farti sentire alcun dolore possono essere utilizzate diverse tecniche anestesiologiche. Una tecnica d'uso comune prevede la somministrazione del flusso di anestetico direttamente al tuo sistema nervoso, mediante un catetere epidurale. Questo processo di solito inizia con un'iniezione di anestetico locale sulla schiena, seguita dall'inserimento del catetere nella schiena, in corrispondenza della spina dorsale, immediatamente sopra i reni. Il catetere è collegato da un tubicino sottile in plastica a una pompa, che ti somministrerà brevi iniezioni di anestetico, per prevenire qualunque dolore. Con la somministrazione di piccole, precise dosi di anestetico a intervalli frequenti e predeterminati, l'anestesista può garantirti un'assoluta assenza di dolore, con maggiore sicurezza. In tale modo, infatti, ti verrà somministrata una quantità minore di anestetico e gli eventuali effetti collaterali saranno minori. (Questo metodo è ampiamente utilizzato anche per il parto).

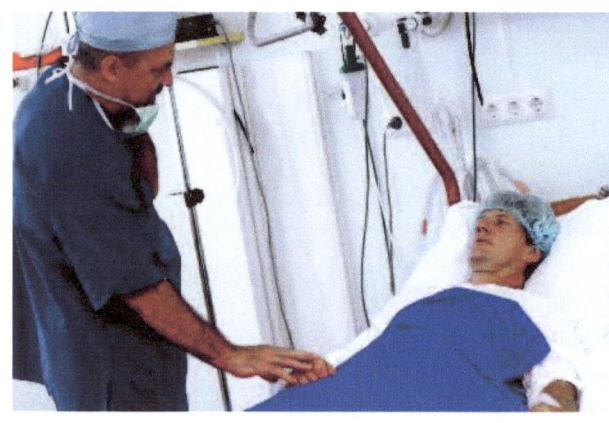

Nei primi giorni successivi all'operazione, lo staff medico ti fornirà maggiori informazioni sugli esami istologici per la determinazione del tipo di tumore e sulla sua eventuale diffusione, oltre ad altri dettagli.

Verrai portato/a in sala operatoria e l'anestesista ti addormenterà con una combinazione di gas anestetici. L'intervento avrà inizio. Tu sarai profondamente addormentato/a e non proverai alcuna sensazione di dolore.

Quando il chirurgo avrà completato la procedura e l'incisione sarà stata suturata e bendata, resterai per un po' di tempo nella sala postoperatoria. Verrai tenuto/a sotto stretto controllo e ti sveglierai lentamente, man mano che l'effetto dei gas anestetici passerà.

Ti sentirai anche molto "rilassato/a", grazie ai farmaci somministrati per tenere sotto controllo il dolore chirurgico. Il chirurgo farà in modo che tu provi meno dolore possibile, perché, se ti senti a tuo agio, la tua guarigione sarà più rapida. Cerca di rilassarti e di dormire.

Se si è trattato di un intervento esteso, potresti essere trasferito/a nel reparto di terapia intensiva, dove il tuo recupero verrà attentamente monitorato per diversi giorni. Probabilmente non ricorderai nulla dell'intervento né del trasferimento nella sala postoperatoria. La prima cosa che ricorderai sarà probabilmente il risveglio nella tua camera o in terapia intensiva.

Se ti svegli in terapia intensiva ed è la prima volta che ti trovi in questo reparto, potresti sentirti disorientato/a. Le flebo, i tubi dell'ossigeno, gli strumenti di monitoraggio dell'attività cardiaca e le altre apparecchiature hanno un unico scopo: consentirti una sicura guarigione. È vero, sono inquietanti, ma svolgono un ruolo importante nella tua ripresa.

Nel reparto di terapia intensiva medici e infermieri ti seguiranno con attenzione. In alcuni ospedali potresti persino avere a tua esclusiva disposizione un intero staff d'infermieri 24 ore su 24. Ogni ora ti verranno controllate la pressione sanguigna e la temperatura. Ti verranno prelevati spesso dei campioni di sangue. Per aiutarti a guarire meglio ti verranno somministrati alcuni farmaci.

Se hai bisogno di qualcosa o ti senti a disagio, non esitare a informarne lo staff medico. Sono lì per aiutarti. A seconda del regolamento dell'ospedale e del tuo stato, potrebbe esserti consentito ricevere visite durante la tua permanenza in terapia intensiva. Di solito le visite sono permesse solo in determinati orari e solo ai familiari più stretti. Tuttavia, a causa dei farmaci che ti vengono somministrati, i visitatori non devono aspettarsi che tu sia in grado di parlare molto. Probabilmente in seguito non ricorderai i particolari di ciò che vi siete detti. Alcuni dei tuoi familiari, inoltre, potrebbero rimanere sconvolti da una visita in terapia intensiva, vedendo tutti quei fili e tutti quei tubi, perché potrebbero non comprenderne immediatamente l'utilità dal punto di vista medico. Forse la cosa migliore è chiedere allo staff dell'ospedale di non consentire le visite finché non ti sentirai meglio.

Alcuni giorni dopo l'intervento

Il tuo programma di cura nei due o tre giorni successivi all'intervento dipenderà dal tipo di operazione effettuata. I tubi e altri dispositivi di supporto verranno rimossi. Ti sarà permesso ricevere più visite e potrai leggere, ascoltare musica, guardare la televisione e ricevere telefonate.

I medici passeranno regolarmente a verificare il tuo stato. Il personale medico, inoltre, controllerà la ferita e cambierà il bendaggio.

Man mano che ti riprenderai, il metodo di somministrazione degli antidolorifici cambierà e il catetere epidurale ti verrà rimosso dalla schiena. Ti verranno somministrati farmaci antidolorifici più leggeri per via endovenosa e/o per via orale. Alcuni di questi farmaci, soprattutto quelli per bocca, possono causare stitichezza. In questo caso, parlane con il tuo medico, che potrebbe decidere di cambiare farmaco o di somministrarti un rimedio contro la stitichezza.

Il movimento è un elemento importante per la tua ripresa, poiché migliora la circolazione e la respirazione e consente di evitare l'insorgere di trombosi alle gambe. Il giorno dopo l'intervento ti verrà chiesto di scendere dal letto e, se possibile, di muovere qualche passo. In un primo momento, scendere dal letto potrebbe sembrarti difficile, anche se, subito dopo, muovere qualche passo o camminare non sarà un problema

Salire e scendere dal letto è difficile perché durante un'operazione completa di nefrectomia a cielo aperto il chirurgo potrebbe aver ritenuto necessario incidere i muscoli del fianco e, in alcuni casi, può avere rimosso una o più costole. Nonostante la difficoltà e il disagio, scendi dal letto e cammina. Ti farà bene. Tieni presente che, se il tuo intervento è stato eseguito in laparoscopia, la tua ripresa potrà essere più breve. In genere, se possibile, i pazienti sottoposti a laparoscopia vengono dimessi prima.

Quando il tuo apparato gastrointestinale sarà pronto, ti verrà dato del cibo solido. Cerca di mangiare bene. Il tuo corpo deve ricostruire muscoli e altri tessuti. Una buona alimentazione favorirà il processo di guarigione.

Il ritorno a casa

Se hai subito un intervento a cielo aperto, dopo circa una settimana, o anche meno, i punti di sutura verranno rimossi dalla ferita. Questa operazione non è dolorosa. La ferita verrà quindi coperta con una lieve fasciatura. Verrai dimesso/a e mandato/a a casa per riprenderti. Dovrai ancora assumere farmaci antidolorifici e ti verranno prescritte pillole per aiutarti a dormire la notte. Ti sarà ancora difficile salire e scendere dal letto, perché i muscoli della tua schiena saranno ancora in fase di guarigione. Potresti trovare molto comodo stare seduto/a su una poltrona soffice o anche dormire in poltrona, preferibilmente che abbia dei braccioli robusti, per facilitarti il movimento quando ti alzi e ti siedi.

Ti sarà molto utile esercitarti a camminare un po' ogni giorno. Non sarai in grado di fare alcuna attività fisica né di sollevare pesi. Approfitta di questo periodo per rilassarti. Non c'è molto che tu possa fare per accelerare il processo di guarigione, quindi non prendertela con te stesso/a. Un consiglio: fa' attenzione, ridere molto può farti sentire dolore. Vacci piano con i film comici e troppo umorismo! Anche tosse e starnuti possono essere dolorosi. A seconda del materiale utilizzato per il bendaggio della ferita, potrebbe esserti permesso fare una doccia. Se questo non fosse possibile, lavati regolarmente con una spugna. Cerca di prenderti cura di te. Ti farà stare meglio.

Probabilmente il chirurgo vorrà visitarti circa due settimane dopo il tuo ritorno a casa. Lo scopo della visita è di verificare che la ferita sia guarita, intervenire in caso di complicazioni, eseguire esami del sangue e dell'urina e, in generale, controllare il tuo stato di salute dopo l'operazione. In questa occasione il medico ti comunicherà i risultati finali del referto dell'esame istologico e parlerà con te della terapia oncologica di follow-up. Se hai problemi o ti sembra che qualcosa non stia andando nel modo giusto, non dimenticare di parlarne con il tuo medico.

Dopo circa tre settimane, **se il medico lo consente** e tu te la senti, puoi tornare al lavoro. Dovrai comunque fare le cose con calma. Per recuperare le forze e permettere ai tuoi muscoli di guarire ti servono tre mesi interi.

Circa due mesi dopo l'intervento puoi iniziare a fare più esercizio. Dovrai esercitare in modo efficace diversi muscoli senza provare disagio. L'esercizio fisico restituirà tono ai tuoi muscoli e aumenterà il tuo livello di energia.

Il processo di recupero sopra descritto si riferisce agli interventi di nefrectomia radicale a cielo aperto. Con le nuove procedure in laparoscopia, i tempi di recupero possono essere notevolmente più brevi. Per esempio, da uno studio risulta che il ritorno alle normali attività (non faticose) è stato del 64% più rapido per i pazienti sottoposti a intervento in laparoscopia rispetto a quelli sottoposti a intervento a cielo aperto[18]. È sempre consigliabile chiedere consiglio al medico prima di riprendere l'attività fisica dopo l'operazione. La procedura applicata dal tuo medico potrebbe essere diversa da quella di altri medici e potrebbe dipendere dalla portata del tuo intervento.

Prognosi

Durante i primi giorni o le prime settimane dopo l'intervento, il tuo medico ti spiegherà in dettaglio i risultati dell'esame istologico: il tipo di tumore, l'eventuale diffusione ai linfonodi o ad altri organi adiacenti e altri particolari che è importante che tu conosca, visto che influiscono sulla prognosi. Non esitare a porre domande al medico, per esempio sul tipo di tumore (istologia) e sullo stadio e il grado del tumore.

C'è spazio per l'ottimismo: come per tutti i tipi di cancro, il tasso di sopravvivenza per il cancro del rene è migliorato. Le probabilità di sopravvivenza a lungo termine dipendono da una combinazione di fattori diversi, in particolare dalla diffusione del tumore, indicata dallo stadio.

Per circa la metà di tutti i pazienti la malattia è localizzata (stadio I o II) e la prognosi relativa alla sopravvivenza a lungo termine è eccellente.

Oltre allo stadio TNM del tumore, sulle probabilità di sopravvivenza influisce il grado del tumore stesso. Il grado si riferisce alla somiglianza delle cellule cancerose alle cellule renali normali. Il grado del tumore è definito dalle dimensioni e dalla densità del nucleo delle cellule cancerose. Tali caratteristiche vengono determinate dall'esame istologico al microscopio. Il grado del cancro a cellule renali corrisponde a un valore su una scala da 1 a 4. Maggiori informazioni sulla determinazione del grado e dello stadio del cancro del rene sono disponibili al capitolo 2 di questo libro.

Le cellule di grado 1 sono molto simili alle cellule normali e si espandono lentamente. Per i pazienti con cellule di grado 1 in genere la prognosi è favorevole. All'estremo opposto, le cellule di grado 4 sono molto diverse dalle cellule normali. Sono più invasive e presentano una probabilità di metastasi più alta.

Man mano che il tumore si diffonde, aumentano le probabilità di un coinvolgimento dei linfonodi e di altre parti del corpo, per la migrazione delle cellule maligne.

Nonostante le ricerche statistiche sulle probabilità di sopravvivenza, fa' attenzione a non applicare a te stesso/a le medie generali. Le statistiche sulla sopravvivenza sono diverse da uno studio all'altro. In molti studi il campione è piccolo. Di conseguenza, i risultati non sono validi per popolazioni di pazienti più ampie. Inoltre, nessun caso di cancro del rene corrisponde a una media. Ogni caso è unico. Queste sono verità che tu, il paziente, non devi mai sottovalutare.

Le tue probabilità di sopravvivenza a lungo termine dipendono inoltre dalla tua età e dalla tua condizione fisica, dal trattamento e dalla terapia di follow-up che riceverai dopo la nefrectomia e da una serie di altri fattori correlati al tumore. Ti consigliamo di parlare della tua prognosi di sopravvivenza con il tuo medico, poiché è l'unico a conoscere gli aspetti medici unici ed esclusivi del tuo caso. Non stupirti,

però, se il tuo medico esita a fornirti una risposta precisa. Un medico, infatti, è consapevole delle innumerevoli variabili che possono influire sulla sopravvivenza e sa che non può esistere una risposta precisa alla tua domanda.

Non devi inoltre dimenticare che più sopravvivi, con o senza la tua malattia, maggiori sono le tue probabilità di ricevere un trattamento nuovo e più efficace. Negli ultimi due decenni sono stati fatti progressi significativi e, in questo momento, sono in corso nuove ricerche molto promettenti. Più sopravvivi, maggiori sono i vantaggi che puoi ottenere dalla ricerca clinica.

Visite di controllo

Dopo l'intervento di nefrectomia, dovresti sottoporti a frequenti visite di controllo. Sarà il tuo medico a stabilire la frequenza di queste visite e gli esami da eseguire in occasione di esse, in base alla tua situazione al momento della diagnosi, alla natura del tuo tumore specifico e ad altri fattori. È probabile che il tuo medico stabilisca un programma di esami diagnostici a cadenza regolare. Se dopo qualche anno il cancro non si ripresenta, il medico potrà decidere di ridurre la frequenza di questi esami.

Lo stadio del cancro (I, II, III o IV), oltre a determinare le possibilità di trattamento che lo staff medico prenderà in considerazione, influisce sulla terapia di follow-up che riceverai dopo il trattamento iniziale.

In genere, più alto è lo stadio del cancro al momento del trattamento iniziale, più aggressiva sarà la terapia di follow-up. La frequenza delle visite mediche, ad esempio, è più alta per i pazienti con un tumore allo stadio III che per i pazienti con un tumore allo stadio I. Anche le procedure di follow-up saranno più intense. Ad esempio, per il controllo di pazienti a uno stadio iniziale può essere sufficiente una radiografia toracica, mentre per i pazienti in una fase più avanzata può essere necessaria una TAC.

Spesso i pazienti allo stadio I e II ricevono solo un'intensa terapia di follow-up. I pazienti con una malattia allo stadio III ricevono di solito una terapia di follow-up più aggressiva, comprendente altri tipi di trattamento (detti terapia coadiuvante), sempre nel contesto di uno studio clinico. Per i pazienti con una malattia allo stadio IV il trattamento prevede quasi sempre diversi tipi di terapie aggiuntive di follow-up a scadenze regolari.

Durante il periodo di follow-up, controlla se si ripresentano gli stessi segnali e i sintomi particolari che avevi notato quando si era presentata la malattia. Per alcuni pazienti, certi sintomi o determinate anomalie nei risultati degli esami del sangue possono essere utili indicatori della recidiva della malattia.

Ti consigliamo inoltre di tenere un diario dei dolori e degli altri disturbi fisici che provi. Porta il diario alle visite di controllo. Se tra una visita di controllo e l'altra si presentano dolori o sintomi anomali, chiama il tuo medico. Se qualcosa non va, riceverai assistenza più tempestivamente. Se invece è tutto a posto, parlare con il medico ti tranquillizzerà. Anche se la prognosi è eccellente, tu e il tuo medico non dovete abbassare la guardia. In caso di metastasi, dovete individuare il problema in una fase precoce.

Un intervento immediato, infatti, ti consentirà di vivere più a lungo.

A cosa fare attenzione tra una visita di controllo e l'altra

Il tuo medico non è solo nello sforzo di mantenerti in salute. Per risolvere i tuoi problemi, il medico fa affidamento su di te. Se si presentasse uno qualsiasi dei problemi di seguito elencati, non esitare a segnalarlo al medico: perdita di peso, inappetenza, debolezza, mal di testa, cambiamenti del tuo stato mentale, febbre o temperatura elevata, dolore addominale o alle ossa, tosse, fiato corto, ghiandole linfatiche gonfie o sangue nell'urina. Sii prudente. Non trascurare alcun sintomo di malattia pensando che sia irrilevante. Il tuo medico non ti accuserà di eccessiva cautela.

Considerazioni sul trattamento

Se dopo l'intervento di nefrectomia non è evidente alcuna metastasi, il tuo medico potrebbe decidere, in base alle informazioni mediche, che, a parte le visite di controllo, non sia necessario alcun ulteriore trattamento. Se tuttavia appartieni alla categoria dei pazienti ad alto rischio di recidiva, dopo l'intervento di nefrectomia potresti trarre giovamento da un trattamento aggiuntivo, detto terapia coadiuvante. Troverai maggiori informazioni su questo tipo di trattamento nel prossimo capitolo. Le terapie coadiuvanti possono essere molto diverse tra loro. Attualmente non esiste una terapia coadiuvante standard consigliata, ma sono in corso diversi test clinici allo scopo di identificare i possibili benefici di tale terapia.

Molti pazienti chiedono informazioni sull'uso della radioterapia o della chemioterapia per la cura del loro cancro del rene. È importante tenere presente che di solito queste terapie non sono altrettanto efficaci con il cancro del rene quanto lo sono con altre forme di cancro. Per tale motivo non sono utilizzate come trattamento primario.

Maggiori informazioni su questi trattamenti sono disponibili nel capitolo "Terapie per il cancro del rene in fase avanzata".

Riepilogo

Per la maggior parte dei pazienti affetti da cancro del rene, un intervento di nefrectomia totale o parziale fa parte del programma di trattamento. Questo intervento viene eseguito migliaia di volte ogni anno ed è assolutamente sicuro ed efficace. I recenti progressi della tecnica chirurgica consentono di utilizzare forme di chirurgia meno invasiva, con periodi di ricovero in ospedale più brevi. Se il cancro viene trattato chirurgicamente in una fase abbastanza precoce, le possibilità di complicazioni sono limitate e la prognosi può essere favorevole. Per i pazienti con un cancro in fase più avanzata può essere necessario un ulteriore trattamento. Anche per questi pazienti, tuttavia, l'intervento chirurgico riveste un ruolo importante.

I trattamenti per via orale offrono molti vantaggi

Paziente: Steve
Età: 61

"Mi è stato diagnosticato un cancro del rene il primo gennaio 2004. Pensavo di avere una colica renale dovuta a calcoli, disturbo ricorrente nella mia famiglia. Ma una radiografia ha rivelato un tumore di grandi dimensioni nel mio unico rene. Ho subìto un intervento di nefrectomia parziale e ho ripreso la mia vita normale.

A dicembre di quell'anno, però, da un'altra radiografia è risultata la presenza di un rigonfiamento nei linfonodi dietro l'aorta. Il cancro si era diffuso, mi hanno detto. È stato un vero shock emotivo. Mi è stato detto che probabilmente mi rimanevano 6 mesi di vita. Il mio urologo però mi ha suggerito un'alternativa: partecipare a uno studio di ricerca che prevedeva alcuni farmaci sperimentali per via orale presso una clinica in un altro Stato. Ho quindi chiesto di essere ammesso al programma.

Non dimenticherò mai il giorno in cui sono andato alla clinica e ho scoperto di essere idoneo per lo studio. Era il giorno di San Valentino. Quando l'infermiera è uscita sorridendo e mi ha consegnato le pillole che dovevo assumere per lo studio è stato un momento fantastico. Dopo la diagnosi avevo avuto parecchi alti e bassi, ma quello è stato uno dei momenti in cui ho davvero avuto il morale alle stelle. Ho iniziato ad assumere il trattamento per via orale nel febbraio 2005 e, nel giro di sei mesi, due dei tumori erano scomparsi e il linfonodo più gonfio era tornato alle dimensioni normali. Sto ancora prendendo il farmaco dello studio clinico, che da allora è stato approvato ed è ora disponibile dietro prescrizione medica e non ho più alcun tumore.

Come avviene con tutti i farmaci, ci sono alcuni effetti collaterali. Ho disturbi alle mani e ai piedi, si formano vesciche con facilità. A volte mi viene un po' di nausea. Col tempo, però, mi sono abituato. Basta capire quali cibi mangiare e quali evitare. Ci sono poi altri rimedi per ovviare agli effetti collaterali.

Per evitare il formarsi di vesciche indosso dei guanti quando eseguo determinate attività. Gli effetti collaterali hanno cambiato in parte il mio stile di vita, ma non è una cosa grave. Sono molto contento di poter assumere il farmaco a casa anziché dover restare in ospedale. Questo farmaco mi ha davvero salvato la vita. Adesso, nel 2008, mi sento bene e faccio progetti per il futuro.

Il punto fondamentale, credo, nella lotta contro il cancro del rene è non lasciarsi fermare. Continua a fare progetti e a vivere la tua vita, obbligandoti a rimanere attivo il più possibile. Concentrati sulla vita che stai vivendo in questo momento. Mantieni un atteggiamento positivo e goditi ogni giorno che ti viene concesso. Mi sento meglio adesso rispetto a prima di avere il cancro. Ora so che cosa è davvero importante nella vita e dopo questa esperienza sono diventato una persona migliore."

CAPITOLO 4

TERAPIE PER IL CANCRO DEL RENE IN FASE AVANZATA

La cura del tuo cancro del rene può prevedere altri trattamenti oltre all'intervento chirurgico. Sono infatti disponibili altre terapie sistemiche potenzialmente molto efficaci.

Talvolta il solo trattamento chirurgico non è sufficiente per il cancro del rene. Se al momento della diagnosi era già presente una metastasi, ovvero il cancro si era già diffuso ad altri organi, o se la metastasi è insorta dopo l'operazione di nefrectomia, è molto probabile che il tuo medico ti consigli un ulteriore trattamento. I trattamenti utilizzati più di frequente per il cancro del rene sono costituiti da varie forme di "terapia mirata" o immunoterapia. Grazie alle terapie mirate, così chiamate perché "mirano" al cancro a livello cellulare, le opzioni di trattamento del cancro del rene si sono notevolmente ampliate.

Tra le altre terapie tradizionali, ma utilizzate con minore frequenza, troviamo la radioterapia e la chemioterapia. Sono inoltre disponibili alcune terapie sperimentali, tra cui una terapia basata sul vaccino.

Terapia mirata

Uno degli sviluppi più promettenti degli ultimi anni è stata l'introduzione di nuovi farmaci in grado di interferire con la crescita delle cellule cancerose a livello molecolare. Prendendo di mira determinati schemi di crescita molecolare, tali farmaci interferiscono con la crescita delle cellule, impediscono la riproduzione cellulare o interrompono l'afflusso di sangue alle cellule cancerose.

Sono in corso molte ricerche in tutto il mondo, grazie alle quali vengono scoperte nuove terapie mirate e maggiori informazioni sul loro funzionamento. Man mano che la ricerca consentirà di ottenere nuove informazioni sugli schemi cellulari, è probabile che verrà introdotto un numero ancora maggiore di nuovi farmaci e trattamenti.

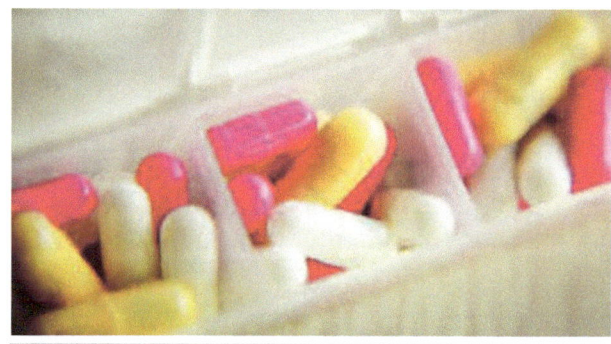

L'introduzione, negli ultimi anni, di farmaci in grado di interferire con la crescita delle cellule del cancro del rene ha dato nuovi motivi di speranza ai pazienti.

Inibitori dell'angiogenesi

Per espandersi e generare metastasi, i tumori maligni devono essere in grado di formare nuovi vasi sanguigni attraverso un processo detto angiogenesi. I tumori inducono una sovrapproduzione di "fattori di crescita" che stimolano lo sviluppo di nuovi vasi sanguigni per l'afflusso di ossigeno e sostanze nutritive. Tra questi fattori di crescita troviamo il fattore di crescita dell'endotelio vascolare (VEGF, dall'inglese Vascular Endothelial Growth Factor) e il fattore di crescita derivato dalle piastrine (PDGF, dall'inglese Platelet-Derived Growth Factor). Questi fattori di crescita attivano determinate tirosinchinasi, proteine all'interno delle cellule cancerose che svolgono funzioni importanti per le funzioni cellulari, tra cui lo sviluppo di nuovi vasi sanguigni. Ciò permette al tumore di crescere e di diffondere metastasi in altre parti del corpo.

Nel 2005 e nel 2006, dopo più di 10 anni, la statunitense Food and Drug Administration (FDA) ha approvato i primi farmaci per la cura del cancro del rene: Nexavar® (sorafenib tosilato) e Sutent® (sunitinib malato). Entrambi questi farmaci interrompono il processo di angiogenesi. Nel 2009, la FDA ha approvato due ulteriori inibitori dell'angiogenesi: Votrient® (pazopanib) e Avastin (bevacizumab), somministrati in combinazione con Intron (interferone). Se vuoi sapere quali sono gli ultimi farmaci approvati dall'AIFA (Agenzia Italiana del Farmaco) per l'uso in Italia, visita il sito http://www.agenziafarmaco.it/

Sorafenib, sunitinib e pazopanib sono noti come inibitori della tirosin-chinasi o TKI (dall'inglese tyrosine kinase inhibitors). Questi farmaci interferiscono con le proteine all'interno delle cellule cancerose e, quindi, con alcune funzioni cellulari. Tutti e tre questi farmaci, che vengono somministrati per via orale, offrono grandi speranze ai pazienti affetti da cancro del rene. Essi sono detti anche "inibitori multichinasi", poiché mirano sia alle cellule tumorali che alle strutture dei vasi sanguigni del tumore, interferendo con la riproduzione delle cellule cancerose quando queste tentano di crescere e dividersi in modo incontrollato.

L'obiettivo del trattamento con questi farmaci è di diminuire il tasso di crescita del cancro e, se possibile, di ridurre le dimensioni dei tumori esistenti. Per alcuni pazienti la presenza del cancro nell'organismo diminuisce sensibilmente. Per altri non si verifica una riduzione delle dimensioni dei tumori, ma la malattia si "stabilizza" per lunghi periodi, (vedi la sezione "Cosa aspettarsi dalla terapia" più avanti in questo capitolo). Alcuni pazienti hanno assunto sorafenib tosilato o sunitinib malato per più di tre anni. L'impegno delle ricerche in corso è orientato alla creazione di ulteriori farmaci efficaci nel trattamento del cancro del rene. Vedi il capitolo 5, "Studi clinici". Il tuo medico ti parlerà della reazione del tuo cancro al trattamento e ti proporrà ulteriori terapie, se necessario.

Tieni presente che alcuni pazienti non ottengono alcun beneficio da un determinato farmaco. In alcuni casi, un farmaco che fino a un determinato momento è stato efficace nella cura del cancro di un paziente, smette di funzionare ed è necessario considerare un'alternativa.

Nexavar® (sorafenib tosilato)

Il Nexavar® (sorafenib tosilato) è un farmaco che mira all'afflusso di sangue che raggiunge il tumore e priva quest'ultimo dell'ossigeno e delle sostanze nutritive necessarie per la sua crescita. Bloccando il fattore di crescita dell'endotelio vascolare (VEGF) e il fattore di crescita derivato dalle piastrine (PDGF), il Nexavar® interferisce con la capacità delle cellule tumorali di ottenere un maggior afflusso di sangue.

Bloccando lo schema della Raf chinasi, Nexavar® interferisce inoltre con la crescita e la proliferazione delle cellule tumorali. Alcuni studi clinici dimostrano che questo farmaco è in grado di ridurre il modo significativo l'avanzamento dei tumori. Durante lo studio clinico di fase III che ha portato all'approvazione del Nexavar® da parte della FDA, il tempo medio dell'avanzamento del tumore è risultato essere doppio per i pazienti che assumevano Nexavar® rispetto ai pazienti che assumevano il placebo[19].

Nexavar® è disponibile in compresse da 200 mg. La dose approvata di Nexavar® è di 400 mg (due compresse da 200 mg) due volte al giorno a circa 12 ore di distanza. Poiché il cibo influisce sull'assorbimento del Nexavar®, è importante assumere il farmaco un'ora prima o due ore dopo i pasti.

Nexavar® si assume ogni giorno in modo continuativo. Come "ciclo" di trattamento si considera in genere un periodo di assunzione di quattro settimane. Alcuni medicinali e alcune terapie complementari influiscono sull'assorbimento del Nexavar®. Pertanto, è importante che i pazienti informino il medico e il dentista dei farmaci, dei preparati vitaminici e delle terapie complementari che stanno assumendo. Per evitare di ridurre l'efficacia o di aumentare la portata degli effetti collaterali del Nexavar® a causa delle interazioni tra farmaci, può rendersi necessario cambiare i medicinali.

Gli effetti collaterali più comuni del Nexavar® sono eruzione cutanea, diarrea, affaticamento, aumento della pressione sanguigna, insorgenza di afte, rossore cutaneo, dolori, gonfiori o formazioni callose sul palmo delle mani o sotto la pianta dei piedi, in corrispondenza dei punti di contatto con il suolo. Questi ultimi sintomi sono anche detti "reazione cutanea alle mani e ai piedi". Il medico e gli infermieri ti forniranno ulteriori informazioni sulla somministrazione del Nexavar® e su come affrontare gli effetti collaterali che si presentassero durante il trattamento con questo farmaco. Gli effetti collaterali specifici e la loro gravità sono diversi da un paziente all'altro.

È molto importante informare subito il medico e/o il personale infermieristico dell'insorgenza di effetti collaterali, in modo da poterli affrontare immediatamente. Se gli effetti collaterali vengono identificati al loro insorgere, è più facile diminuirne la gravità, ridurne l'effetto negativo sulla tua qualità della vita e aumentare le tue possibilità di ricevere un trattamento più efficace possibile. Se riscontrerai effetti collaterali gravi, il medico potrà decidere di interrompere il trattamento o di ridurre il dosaggio di Nexavar®.

Sutent® (sunitinib malato)

Il Sutent® (sunitinib malato) priva le cellule tumorali del sangue e delle sostanze nutritive necessarie per la loro crescita, interferendo con gli schemi di segnalazione dei fattori VEGF e PDGF. Il Sutent® è stato inizialmente approvato dalla FDA nel 2006 per i pazienti affetti da cancro del rene, per la sua capacità di ridurre le dimensioni dei tumori. Alcuni studi clinici hanno dimostrato un tasso di risposta positivo nei pazienti affetti da cancro del rene metastatico, con tumori che, dopo l'immunoterapia, avevano mostrato un avanzamento[20]. Il Sutent® è stato totalmente approvato per il trattamento del carcinoma a cellule renali in fase avanzata nel febbraio 2007, sulla base dei dati del primo studio relativo al confronto tra Sutent® e interferone, in pazienti affetti da cancro del rene metastatico che in precedenza non avevano ricevuto alcun trattamento.

Il Sutent® è disponibile in capsule di diverso dosaggio (50 mg, 25 mg e 12,5 mg). Il tuo medico ti prescriverà il dosaggio più appropriato in base al tuo dosaggio giornaliero. Il dosaggio giornaliero approvato per l'inizio del trattamento con il Sutent® è di 50 mg una volta al giorno per 28 giorni, seguito da una pausa di 14 giorni, durante i quali il Sutent® non viene assunto. Un ciclo di trattamento con Sutent® dura 6 settimane, 28 giorni di assunzione e 14 senza assunzione. Un ciclo di questo genere è definito "schema di dosaggio intermittente". Il dosaggio del Sutent® può essere regolato in base agli effetti collaterali presentati dal paziente durante il trattamento. Alcuni medicinali e alcune terapie complementari influiscono sull'assorbimento del Sutent®. Pertanto, è molto importante che i pazienti informino il medico e il dentista dei farmaci, dei preparati vitaminici e delle terapie complementari che stanno assumendo. Per evitare di ridurre l'efficacia o di aumentare la portata degli effetti collaterali del Sutent® a causa delle interazioni tra farmaci, può rendersi necessario cambiare i medicinali.

Gli effetti collaterali più comuni del Sutent® sono diarrea, irritazioni della bocca, gusto alterato, nausea, debolezza, affaticamento, aumento della pressione sanguigna, emorragie (di solito lievi emorragie dal naso), gonfiori, sindrome mano-piede e decolorazione temporanea della pelle (con aspetto simile all'abbronzatura).

Il medico e gli infermieri ti forniranno ulteriori informazioni sulla somministrazione del Sutent® e su come affrontare gli effetti collaterali che si presentassero durante il trattamento con questo farmaco (sunitinib). Gli effetti collaterali specifici e la loro gravità sono diversi da un paziente all'altro. È molto importante informare subito il medico e/o il personale infermieristico dell'insorgenza di effetti collaterali, in modo da poterli affrontare immediatamente. Se gli effetti collaterali vengono identificati al loro insorgere, è più facile diminuirne la gravità, ridurne l'effetto negativo sulla tua qualità della vita e aumentare le tue possibilità di ricevere un trattamento più efficace possibile. In base agli effetti collaterali che riscontrerai durante il trattamento, il tuo medico potrà decidere di interrompere il trattamento, ridurre il dosaggio del Sutent® o rimandare l'inizio del ciclo successivo.

Votrient® (pazopanib)

Il Votrient® (pazopanib) è stato approvato nell'ottobre 2009 per il trattamento del cancro del rene in fase avanzata. Come il Sutent e il Nexavar, questo farmaco priva le cellule tumorali del sangue e delle sostanze nutritive necessarie per la loro crescita. Alcuni studi clinici hanno dimostrato un tasso di risposta positivo nei pazienti affetti da cancro del rene metastatico. Votrient® è un farmaco che si assume per via orale. Il dosaggio iniziale consigliato è di 800 mg una volta al giorno a digiuno (almeno 1 ora prima o 2 ore dopo i pasti). Se riscontri effetti collaterali gravi, il tuo oncologo potrebbe consigliarti di interrompere temporaneamente il trattamento e/o di ridurre il dosaggio di Votrient®. Per i pazienti con funzionalità epatica ridotta è consigliabile iniziare con 200 mg una volta al giorno. Se appropriato, sarà il tuo medico a consigliartelo.

Gli effetti collaterali più comuni, che hanno colpito oltre il 20% dei soggetti trattati con Votrient® durante gli studi clinici, sono diarrea, ipertensione, cambiamenti del colore dei capelli, nausea, anoressia e vomito. Altri effetti collaterali sono anomalie della funzionalità epatica, astenia, dolore addominale, aumento delle transaminasi, iperglicemia, leucopenia, ittero, neutropenia, ipofosfatemia, piastrinopenia, linfocitopenia, iponatremia, ipomagnesemia e ipoglicemia. Effetti collaterali rari ma gravi sono insufficienza epatica, ictus e perforazione gastrointestinale.

Il Votrient® è stato approvato dalla FDA subito prima della pubblicazione di questa edizione di "Vivere con il cancro del rene". Per informazioni aggiornate sul Votrient®, visita il sito GlaxoSmithKline all'indirizzo www.gsk.com.

Inlyta® (axitinib)

Inlyta® (axitinib) è un farmaco usato per trattare il cancro al rene in stadio avanzato negli adulti, quando un farmaco somministrato precedentemente non è più efficace nel controllare la malattia. È stato approvato negli Stati Uniti.

Nel gennaio 2012, la Food and Drug Administration, sulla base di uno studio di fase III ha evidenziato che l'axitinib ha fornito significativi benefici ai pazienti rispetto al sorafenib a seguito di un trattamento "front line". Inlyta® agisce bloccando le proteine chiamate chinasi che svolgono un ruolo fondamentale nella crescita dei tumori e nella progressione del cancro ed è simile al sunitinib, al sorafenib, e al pazopanib. Inlyta® viene assunto oralmente ed è disponibile in pastiglie da 5 mg e da 1 mg, da assumere due volte al giorno a distanza di circa 12 ore. Può essere assunto a stomaco vuoto o a stomaco pieno.

Alcuni degli effetti collaterali di Inlyta® includono diarrea, aumento della pressione sanguigna, affaticamento, riduzione dell'appetito, nausea o vomito, disfonia (voce più bassa o più debole), sindrome mano-piede, perdita di peso, costipazione e ipotiroidismo. È molto importante comunicare al proprio medico gli effetti collaterali. Il medico potrebbe decidere di interrompere la terapia o di ridurre il dosaggio sulla base di tali effetti collaterali. Una precoce identificazione degli effetti collaterali aiuta il team oncologico a gestirli e a ridurre l'impatto negativo del trattamento del cancro aumentando la qualità di vita del paziente.

Inibitori di mTOR

Il target di rapamicina per i mammiferi (mTOR, dall'inglese Mammalian Target Of Rapamycin) è un enzima coinvolto nella regolazione della risposta cellulare alle sostanze nutritive e ai fattori di crescita. L'enzima mTOR è uno dei principali regolatori della crescita e della proliferazione cellulare[21-23]. L'enzima mTOR agisce nell'ambito di diversi schemi[24-26]. In alcuni tipi di cancro gli schemi di segnalazione che attivano l'enzima mTOR sono alterati e influiscono sulla crescita del tumore. Due inibitori di mTOR utilizzati per la cura del carcinoma a cellule renali sono il Torisel™ (temsirolimus) e l'Afinitor® (everolimus).

Torisel® (temsirolimus)

Il Torisel™ (temsirolimus) è un farmaco per il trattamento di pazienti affetti da cancro del rene in fase avanzata. La funzione specifica del Torisel™ è di inibire la mTOR chinasi, una proteina fondamentale per le cellule, in quanto ne regola la proliferazione, la crescita e la sopravvivenza. In uno studio clinico di fase III a tre bracci, relativo a 626 pazienti affetti da cancro del rene in fase avanzata, fattori di prognosi sfavorevoli e non sottoposti ad alcuna terapia sistemica precedente, il Torisel™ ha aumentato in modo significativo la media di sopravvivenza complessiva rispetto ai pazienti che hanno assunto interferone alfa. Il Torisel™ è stato approvato dalla FDA in base ai risultati di questo studio. Il farmaco viene somministrato settimanalmente per infusione endovenosa.

Association

Gli effetti collaterali più comuni del Torisel™ sono ipersensibilità o reazione all'infusione, eruzione cutanea, affaticamento/astenia, mucosite, nausea, edema, anoressia, anemia, iperglicemia, iperlipidemia, ipertrigliceridemia, creatinina sierica elevata. Alcuni di questi effetti collaterali possono essere gestiti con altri farmaci, in modo da consentire ai pazienti di continuare la terapia. L'ipersensibilità o la reazione all'infusione possono verificarsi in occasione della prima infusione o di quella successiva. Questo effetto collaterale causa orticaria, difficoltà di respirazione, fiato corto, asma. Per ridurre il rischio di reazione, viene somministrata difenidramina 30 minuti prima di ogni infusione . Ulteriori farmaci vengono somministrati nel caso in cui questi sintomi si presentino effettivamente. In tal modo la maggior parte dei pazienti è in grado di continuare il trattamento.

Afinitor® (everolimus)

L'Afinitor® (everolimus) è un inibitore di mTOR somministrato per via orale, approvato per i pazienti affetti da cancro del rene in fase avanzata, sulla base dei risultati di uno studio di fase III su pazienti la cui malattia si è aggravata durante la terapia con sunitinib, sorafenib, bevacizumab, interleukina 2 o interferone. Lo studio clinico ha dimostrato che l'Afinitor® è in grado di rallentare la crescita e la diffusione del cancro del rene, rispetto ai pazienti a cui questo farmaco non è stato somministrato.

Gli effetti collaterali più comuni dell'Afinitor® sono stomatite, infezioni, astenia, affaticamento, tosse e diarrea. Altri effetti collaterali sono mucosite, eruzione cutanea, afte, polmonite, ipofosfatemia, iperglicemia, ipertrigliceridemia, ipercolesterolemia, piastrinopenia, anemia e valori elevati degli esami del sangue relativi al fegato (LFT)[27]. Nei pazienti che hanno assunto Afinitor® si sono verificati episodi di infezione localizzata e sistemica, tra cui polmonite, altre infezioni batteriche e infezioni fungine invasive, ad esempio aspergillosi o candidosi.

Durante il trattamento con Afinitor® deve essere evitato l'uso di vaccini vivi e il contatto diretto con persone che abbiano ricevuto vaccini vivi. Non esistono studi adeguati e controllati sull'impiego dell'Afinitor® nelle donne in gravidanza. In ogni caso, in base al meccanismo di azione, si ritiene che, se somministrato a donne in gravidanza, l'Afinitor® possa causare danni al feto. Non è stato studiato l'effetto di questo farmaco sui bambini.

L'Afinitor® viene somministrato per via orale, in compresse. Il dosaggio consigliato dell'Afinitor® è 10 mg una volta al giorno alla stessa ora. Per proteggere il farmaco dalla luce e dall'umidità, l'Afinitor® deve essere lasciato nella sua confezione originale fino al momento dell'assunzione e non deve mai essere masticato o sbriciolato. In caso di effetti collaterali gravi, il dosaggio dell'Afinitor® può essere ridotto fino a 5 mg al giorno.

Anticorpi monoclonali

Un anticorpo è una proteina prodotta dal sistema immunitario per combattere le infezioni e i corpi estranei. Gli anticorpi monoclonali sono anticorpi geneticamente modificati esattamente identici l'uno all'altro. Questi anticorpi sono utilizzati in diversi esami diagnostici e vengono attivamente studiati per scoprirne le possibilità di impiego nel trattamento del cancro del rene metastatico. È possibile creare anticorpi monoclonali da far aderire a un tumore in un determinato sito, da impiegare per la generazione di immagini a scopo diagnostico o per l'erogazione di farmaci anticancro al tumore in modo estremamente specifico.

Avastin® (Bevacizumab)

L'Avastin® (bevacizumab) è un farmaco approvato dalla FDA per il trattamento del cancro del colon, del rene, del seno e del polmone, nonché del glioma.

Questo farmaco è stato sperimentato in diversi studi clinici. L'Avastin® mira alla molecola del fattore VEGF presente nel flusso sanguigno e impedisce a tale fattore di stimolare la formazione di nuovi vasi sanguigni. I potenziali benefici dell'Avastin® in combinazione con l'interferone alfa nel trattamento del cancro del rene sono stati dimostrati da diversi studi clinici, (per maggiori informazioni sugli interferoni, vedi la sezione "Interferone" più avanti). Vari studi clinici mostrano che, nei pazienti che avevano assunto Avastin® con l'interferone alfa, la malattia era rimasta stabile o era migliorata, rispetto ai pazienti che avevano assunto solo l'interferone alfa.

I possibili effetti collaterali dell'Avastin® sono emorragia e infiammazione nasale, mal di testa, presenza di proteine nell'urina, alterazione del gusto, aridità e infiammazione cutanea, emorragia rettale, disturbi nella produzione delle lacrime, mal di schiena, perforazione gastrointestinale, difficoltà di cicatrizzazione delle ferite (anche dopo un intervento chirurgico), grave emorragia, formazione di fistole non gastrointestinali, ictus o problemi cardiaci, ipertensione e disturbi del sistema nervoso e della vista. Avastin® può rendere difficoltoso il concepimento. Le neomadri non devono allattare al seno il proprio bambino durante la terapia con Avastin®.

Immunoterapia

Il tuo sistema immunitario ha il compito di proteggerti da virus, batteri e cellule cancerose. L'immunoterapia, detta anche terapia biologica, è un tipo di trattamento che aumenta le difese immunitarie dell'organismo. L'immunoterapia è considerata una delle opzioni standard di trattamento per i pazienti affetti da cancro del rene con metastasi in fase avanzata.

Casi ben documentati, ma molto rari, di regressione spontanea del cancro del rene con metastasi suggeriscono che il sistema immunitario può svolgere un ruolo importante nel controllo e nel trattamento di questa malattia[28].

Gli elementi di base dell'immunoterapia sono i cosiddetti modificatori della risposta biologica (BRM, dall'inglese Biological Response Modifier), sostanze in grado di rafforzare il sistema immunitario, migliorandone la capacità di combattere il cancro. A tale scopo, i BRM regolano l'intensità e la durata delle risposte immunitarie. I BRM possono essere farmaci di sintesi o sostanze naturali prodotte dall'organismo.

Ci sono diversi tipi di BRM in grado di rafforzare le difese immunitarie. Tra questi troviamo le citochine, un'importante famiglia di BRM comprendente l'interleuchina 2 (IL-2) e gli interferoni. Da sole o in combinazione con altre sostanze, rappresentano lo standard per il trattamento del cancro del rene.

Interleuchina-2

L'interleuchina 2, utilizzata per il trattamento del cancro del rene in fase avanzata, stimola la crescita di due tipi di globuli bianchi: i linfociti T e i vibrociti NK (dall'inglese Natural Killer). I linfociti T sono molto importanti nella lotta contro il cancro, poiché riconoscono le cellule cancerose e attivano l'allarme dell'organismo. I vibrociti NK rispondono all'allarme e si trasformano nelle cellule killer attivate da linfochina (LAK, dall'inglese Lymphokine-Activated Killer), che sono in grado di distruggere le cellule cancerose.

L'interleuchina 2 è stata approvata dalla FDA nel 1992 per il trattamento del carcinoma a cellule renali metastatico. Un prodotto geneticamente modificato della Novartis, l'IL-2 ricombinante, è in vendita con il nome commerciale Proleukin®. Questo prodotto è disponibile per l'impiego in diversi regimi terapeutici.

Sono possibili diversi tipi di somministrazione: bolo endovenoso, via sottocutanea e infusione endovenosa continua. Questi tipi di somministrazione sono ulteriormente distinti in somministrazione a dosaggio elevato (bolo endovenoso) e somministrazione a basso dosaggio (via sottocutanea e infusione endovenosa). Il termine "ad alto dosaggio o bolo endovenoso" si riferisce al dosaggio relativamente alto del farmaco (IL-2) somministrato per via endovenosa come infusione di 15 minuti ogni 8 ore, per un massimo di 14 infusioni, per accelerare o aumentare una risposta terapeutica. Con questo tipo di somministrazione, i pazienti vengono ricoverati in ospedale per tutta la durata del ciclo di trattamento e vengono tenuti sotto stretta osservazione.

Le recenti statistiche sulla sopravvivenza a lungo termine dei pazienti trattati con IL-2 ad alto dosaggio continuano a dimostrare l'efficacia di questa terapia per determinati pazienti affetti da carcinoma a cellule renali metastatico. Sono in corso alcuni studi per determinare il tipo di pazienti per i quali questo tipo di trattamento è più efficace.

Questi risultati sono la conferma delle potenzialità terapeutiche dell'immunoterapia per il carcinoma a cellule renali metastatico. In alcuni casi, la terapia con IL-2 produce le cosiddette "risposte complete durature" (risultati che persistono oltre 10 anni) in una piccola percentuale di pazienti trattati. Si tratta di una pietra miliare significativa nel trattamento del cancro del rene.

Al trattamento con IL-2 è associata una significativa tossicità. Tra gli effetti collaterali troviamo nausea, vomito, ipotensione, disfunzione renale, aritmia cardiaca, diarrea, inappetenza, emorragia gastrointestinale, eruzioni cutanee, disorientamento, allucinazioni, febbre e brividi. Si tratta di sintomi intensi, la maggior parte dei quali, tuttavia, scompare completamente con l'interruzione della somministrazione del farmaco. È assolutamente necessario che il medico curante sia esperto nell'impiego dell'IL-2 e che durante il trattamento possa garantire che il paziente rimanga sotto stretta e diligente osservazione clinica.

Interferoni

Gli interferoni sono ampiamente utilizzati per il trattamento del cancro del rene, da soli o in combinazione con altri farmaci. La terapia con interferoni avviene di solito per auto somministrazione con un'iniezione sottocutanea più volte alla settimana. Il funzionamento degli interferoni consiste nell'"interferire" con i processi vitali all'interno della cellula cancerosa, impedendone la crescita e rendendola più vulnerabile agli attacchi di altri elementi del sistema immunitario.

Esistono tre tipi principali di interferoni: **alfa**, **beta** e **gamma**, ma l'interferone alfa è quello più studiato per il trattamento del cancro del rene. Negli Stati Uniti sono disponibili vari tipi di prodotti corrispondenti all'interferone alfa e utilizzati nella terapia del cancro del rene: INTRON® A, prodotto da Schering Corporation è stato definito interferone alfa-2b, Roferon®-A, prodotto da Roche e definito interferone alfa-2a. Questi farmaci sono molto simili e sono entrambi appropriati per il trattamento del cancro del rene.

In alcune dozzine di test clinici, con l'interferone alfa è stato ottenuto un tasso di risposta complessivo di circa il 13%[29]. È inoltre appurato che i pazienti a cui viene somministrato interferone alfa presentano un tasso di sopravvivenza superiore rispetto ai pazienti trattati con ormoni o chemioterapia. La risposta all'interferone alfa è caratterizzata dalla lenta regressione del tumore. Il periodo medio dall'inizio del trattamento alla riduzione del tumore va da tre a quattro mesi[30].

Gli effetti collaterali più comuni della terapia con interferone sono simili ai sintomi dell'influenza: febbre, brividi, dolori muscolari, mal di testa, inappetenza e affaticamento. In genere questi sintomi si affievoliscono man mano che la terapia prosegue. La somministrazione serale dell'interferone e l'assunzione di un antidolorifico da banco possono essere utili a ridurre l'intensità dei sintomi. L'uso prolungato di interferone, tuttavia, può causare altri sintomi: perdita di peso, riduzione del numero di globuli bianchi, extrasistole, mancanza di desiderio sessuale, confusione mentale e depressione. Se gravi, gli effetti collaterali possono richiedere l'interruzione della terapia.

Association

Fortunatamente gli effetti collaterali dell'interferone non sono permanenti. Una dose compresa tra 5 e 20 milioni di unità di interferone alfa al giorno sembra avere la massima efficacia senza gli effetti tossici più gravi associati ai dosaggi più elevati[31]. Oggi si consiglia la somministrazione di interferone a dosaggi più bassi e più intermittenti, per ottenere un'efficacia simile con una maggiore tollerabilità.

Altri trattamenti

Radioterapia

Sebbene non sia considerata una forma primaria di terapia, la radioterapia viene utilizzata per il trattamento del cancro del rene con metastasi alle ossa, al cervello o alla spina dorsale, per tenere sotto controllo i sintomi (ad esempio per alleviare il dolore). Esistono diversi tipi di radioterapia. Per tutti vale lo stesso principio di base, ovvero l'utilizzo di radiazioni ad alta energia per uccidere le cellule cancerose o diminuirne il tasso di crescita. La radioterapia è un trattamento localizzato, mirato nel modo più preciso possibile a un'area specifica del tumore. L'effetto della radioterapia è quello di danneggiare le molecole del DNA all'interno delle cellule cancerose, impedendone di conseguenza la crescita e la divisione. In genere questo trattamento viene effettuato in day hospital presso un ospedale o una clinica. Il tipo di radiazione da utilizzare dipende dalla posizione del tumore.

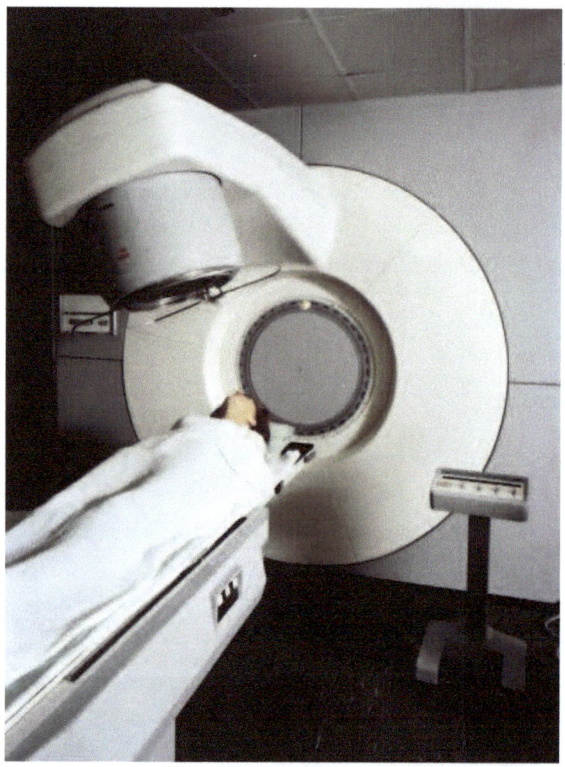

Sebbene non sia considerata una forma primaria di terapia, vengono utilizzati diversi tipi radioterapia per trattare determinate situazioni collegate al cancro del rene.

Radioterapia a fasci esterni

Per questo tipo di radioterapia, una macchina eroga un fascio di radiazioni che, attraverso la pelle del paziente sdraiato sul lettino, raggiungono direttamente il tumore. La macchina più comunemente utilizzata è detta acceleratore lineare. Il punto esatto da colpire con il fascio viene determinato dai calcoli eseguiti durante la visita di simulazione, prima dell'inizio della terapia.

La radioterapia viene somministrata per un periodo di alcuni giorni (spesso tra 4 e 14). Ogni seduta dura circa 30 minuti. Il tempo di erogazione effettiva delle radiazioni varia da pochi secondi a qualche minuto, ma la preparazione del paziente e della macchina, per ottenere l'erogazione della giusta dose di radiazioni prescritta dal medico, richiede tempo. Il numero totale di giorni dipende dalla quantità di radiazioni che il medico desidera utilizzare.

Alcune aree del corpo sono più sensibili e richiedono una quantità inferiore di radiazioni rispetto ad altre parti. La radioterapia a fasci esterni viene utilizzata di solito per il trattamento delle metastasi che provocano dolore o di aree delle ossa indebolite dal cancro, per evitare fratture. Queste aree corrispondono alle costole, al femore (l'osso della parte superiore della gamba), all'omero (l'osso della parte superiore del braccio) e alle vertebre (sulla spina dorsale). Se si verifica una frattura, può essere prescritto un ciclo di radioterapia per uccidere le cellule cancerose presenti nell'osso, per consentire alla frattura di saldarsi. Quando il cancro del rene raggiunge il femore o l'omero, può essere necessario un intervento chirurgico per l'applicazione di una piastra metallica, allo scopo di rendere stabile l'osso. Dopo l'intervento può essere prescritto un trattamento di radioterapia.

Effetti collaterali della radioterapia

Purtroppo le radiazioni possono danneggiare anche il tessuto sano e normale. Gli effetti collaterali della radioterapia che si verificano nell'area trattata, detta "area irradiata", sono temporanei e variano a seconda dell'area del corpo sottoposta a trattamento. Uno degli effetti collaterali più comuni è l'irritazione (arrossamento) della pelle, che diventa secca e sensibile. L'oncologo o il personale infermieristico del reparto di radiologia ti forniranno informazioni e istruzioni scritte per la cura della pelle e degli altri effetti collaterali specifici per i tuoi trattamenti di radioterapia. Perché la pelle torni alla normalità possono passare da 6 a 12 mesi.

Se l'area irradiata corrisponde all'intestino, possono verificarsi stitichezza o diarrea. Se le radiazioni interessano il bacino o il femore, possono verificarsi anemia (basso valore di emoglobina), neutropenia (bassa quantità di globuli bianchi) e piastrinopenia (bassa quantità di piastrine). Possono presentarsi anche nausea, vomito e minzione dolorosa.

Alcuni effetti collaterali compaiono durante il trattamento o poco dopo la sua conclusione, mentre altri possono presentarsi diverse settimane dopo la fine della radioterapia. L'affaticamento è un effetto collaterale che può colpire i pazienti verso la fine del trattamento o poco dopo la sua conclusione.

Questo sintomo non è insolito, ma è importante parlare ai medici e agli infermieri del momento in cui si presenta e della sua intensità. Riposare è importante, ma di solito i medici consigliano ai pazienti di mantenersi più attivi possibile.

È inoltre importante fare domande prima dell'inizio del trattamento, al momento delle sedute e durante la ripresa dall'applicazione delle radiazioni, per fare in modo che il trattamento sia efficace, che gli effetti collaterali siano ridotti al minimo e che vengano affrontati a uno stadio precoce. Questi fattori ti aiuteranno a tollerare il trattamento limitando al minimo gli effetti collaterali e le complicazioni.

Radiochirurgia

La radiochirurgia è una tecnica non invasiva che consente il trattamento delle metastasi al cervello. I tumori vengono colpiti direttamente da fasci di radiazioni ad alta intensità. Ciò consente un trattamento più preciso e mirato rispetto ad altri tipi di irradiazione. L'impiego della radiochirurgia viene deciso in base alle dimensioni e al numero delle lesioni metastatiche.

Un tipo di radiochirurgia, utilizzato per le metastasi al cervello, è costituito dalla terapia Gamma Knife. Si tratta di una procedura in day hospital presso una struttura specializzata in questo tipo di terapia.

Vengono impiegati un elmetto e le macchine per la TAC e la risonanza magnetica. Il paziente è sdraiato su un lettino e indossa l'elmetto, che viene inserito nella macchina Gamma Knife. Le radiazioni vengono erogate attraverso le aperture dell'elmetto. I fasci si intersecano in corrispondenza del tumore.

Chemioterapia

La chemioterapia si basa sugli stessi principi della radioterapia, con la differenza che per uccidere le cellule maligne o rallentarne la crescita vengono impiegate sostanze chimiche. Il tipo di chemioterapia dipende dal sito delle metastasi, dal tipo e dal grado del tumore e dalle condizioni fisiche del paziente.

Molti programmi chemioterapici prevedono una combinazione di farmaci diversi, per ottenere l'eliminazione delle cellule maligne che fossero resistenti a un farmaco particolare. Il trattamento chemioterapico può essere somministrato in day hospital o con il ricovero del paziente. I farmaci vengono assunti per bocca, per infusione endovenosa o con una semplice iniezione.

Sebbene la chemioterapia rappresenti il trattamento standard per la maggior parte dei tumori solidi, il cancro del rene in genere è resistente a questa terapia[32]. Il motivo della resistenza delle cellule del cancro del rene alla chemioterapia non è stato ancora interamente compreso. È ora noto, tuttavia, che le cellule del cancro del rene producono in sovrabbondanza una proteina correlata alla resistenza a più farmaci, che funge da repellente degli agenti chemioterapici dalle cellule cancerose.

Il 5-fluorouracile (5FU) sembra essere l'agente chemioterapico più efficace attualmente disponibile per il cancro del rene, ma il tasso di risposta è comunque limitato al 5-8%[33, 34]. Attualmente, pertanto, la chemioterapia viene generalmente utilizzata in combinazione con altre terapie, per i pazienti ammessi a studi clinici di nuovi agenti e per i pazienti che non hanno tratto beneficio dall'immunoterapia[35]. Sono in corso ricerche per lo studio di nuovi farmaci, nuove combinazioni di farmaci e nuovi approcci di trattamento.

Come avviene con la radioterapia, le sostanze chimiche possono danneggiare le cellule sane. Di conseguenza, i pazienti possono soffrire di effetti collaterali quali nausea, vomito, diarrea, eruzione cutanea, reazioni allergiche e bassa quantità di globuli bianchi. La gravità di questi effetti collaterali dipende dal dosaggio, dal farmaco utilizzato, dal paziente, dal programma di somministrazione e da altri fattori. I sintomi possono permanere per un periodo compreso tra poche ore e qualche giorno.

Terapie sperimentali

Vaccinoterapia

La vaccinoterapia è un trattamento sperimentale che utilizza le cellule tumorali del paziente stesso o i prodotti correlati al tumore per vaccinare il paziente. L'obiettivo è di rafforzare il sistema immunitario dell'organismo per combattere il cancro. A differenza di altri vaccini, che hanno un'azione preventiva, i vaccini anticancro sono terapeutici, ovvero curano la malattia anziché prevenirla. Dopo l'intervento chirurgico per la rimozione del tumore, una parte di quest'ultimo viene utilizzata per creare un vaccino, che viene quindi reintrodotto nell'organismo, nella speranza che queste sostanze naturali stimolino il sistema immunitario ad attaccare le nuove cellule con il codice genetico del tumore originario. La vaccinoterapia con utilizzo di cellule tumorali deve essere discussa come opzione di trattamento prima dell'intervento di nefrectomia, se previsto.
Questa terapia è ancora in fase sperimentale, con numerosi programmi di ricerca in corso. Se all'inizio i risultati erano controversi, oggi, grazie all'evoluzione delle tecniche, gli esiti sono più promettenti.

Terapie coadiuvanti

Gli studi sulle terapie coadiuvanti valutano l'efficacia dei trattamenti finalizzati a ridurre il rischio di recidiva del cancro. Puoi partecipare allo studio clinico di un trattamento coadiuvante dopo l'intervento chirurgico primario. I pazienti che nella TAC non presentano alcuna traccia di cancro dopo la rimozione chirurgica del tumore primario del rene possono candidarsi per la partecipazione agli studi clinici sulle terapie coadiuvanti. Perché un paziente sia idoneo per uno studio clinico sulle terapie coadiuvanti deve soddisfare criteri precisi. La partecipazione allo studio inizia non appena il paziente si è ripreso dall'intervento. La decisione di partecipare a uno studio di questo tipo va presa prima dell'intervento chirurgico, in modo da non perdere eventuali opportunità di ricevere un trattamento coadiuvante.

Questi studi sono importanti, come dimostra il fatto che in tutto il mondo sono in corso diversi studi sulle terapie coadiuvanti. Con l'introduzione del **Nexavar®** (sorafenib tosilato), del **Sutent®** (sunitinib malato) e del **Votrient®** (pazopanib), per i pazienti affetti da cancro del rene è ora disponibile una nuova serie di studi clinici molto importanti. Possono inoltre essere disponibili studi sui trattamenti quali anticorpi monoclonali, vaccini e immunoterapia adottiva.

Terapie combinate sperimentali

Quando vengono combinati due farmaci per la prima volta, viene utilizzato un approccio sperimentale nell'ambito di studi clinici in un istituto o in un ambiente di ricerca. Lo scopo di questi studi è quello di ottenere tassi di risposta più alti ma anche di tenere sotto stretto controllo l'insorgenza di effetti collaterali, per garantire la sicurezza dei pazienti.
È in corso lo studio di nuove terapie e di ulteriori farmaci sperimentali per verificarne l'efficacia contro il cancro del rene. Si tratta al momento di studi di fase I.

Trapianti di cellule staminali

Le cellule staminali del sangue, situate nel midollo osseo, hanno il ruolo fondamentale di rifornire il flusso sanguigno di globuli rossi, globuli bianchi e piastrine. Dopo il trapianto, in determinate condizioni, le cellule staminali e i linfociti T possono suscitare un effetto antitumorale[36].
Si tratta di una procedura altamente sperimentale. Sono stati trattati con il trapianto di cellule staminali da sangue periferico pazienti con cancro metastatico in fase avanzata che non hanno risposto alla terapia standard[37]. I risultati di questo approccio sono ancora considerati sperimentali e, a causa dei gravi effetti collaterali insorti in alcuni pazienti, è necessario un ulteriore perfezionamento della procedura; è inoltre necessario selezionare i pazienti. Chiedi al tuo medico.

Cosa aspettarsi dalla terapia

Durante l'esame delle possibili terapie, comprese quelle appena descritte, da parte tua e dello staff medico, è importante mantenere la giusta prospettiva su di esse. Il tuo medico ti consiglierà in base a diversi fattori. È importante che tu comprenda i motivi della scelta di un particolare trattamento. Non esitare a fare domande.
Lo stato della tua malattia verrà seguito mediante una serie di TAC. Il tuo medico ti illustrerà i risultati, spiegandoti se dagli esami risulta una stabilizzazione della malattia, una risposta parziale o completa o un avanzamento della malattia.
Ecco le definizioni di questi termini:

Risposta completa: sparizione di tutti i tumori.

Risposta parziale: riduzione delle dimensioni dei tumori di almeno il 30% (nota che l'Organizzazione mondiale della sanità definisce risposta parziale la riduzione delle dimensioni dei tumori di almeno il 50%).

Malattia progressiva: aumento delle dimensioni dei tumori di almeno il 20% o comparsa di nuovi tumori (nota che l'Organizzazione mondiale della sanità definisce malattia progressiva l'aumento delle dimensioni dei tumori del 25%).

Malattia stabile: la riduzione dei tumori non è sufficiente per la classificazione come risposta parziale né l'aumento è tale da consentire una classificazione come malattia progressiva.

Per determinare se i tumori si sono estesi o ridotti, il medico li misura sulla TAC o sulla risonanza magnetica.

Tutti noi vogliamo e abbiamo bisogno di credere che, qualsiasi terapia ci venga somministrata, essa ci sarà utile e ci curerà. I risultati degli esami, tuttavia, possono essere deludenti. Parla con il tuo medico, comunque, per comprendere bene il significato di termini quali "risposta parziale" e "malattia stabile".
Questi sono da considerare come successi parziali, non come fallimenti. Anche se una terapia non causa alcuna risposta, condizione nota come "malattia stabile", ti consente di mantenerti in una situazione costante finché non si renda disponibile un nuovo trattamento o un nuovo studio clinico.

Il cancro del rene è troppo imprevedibile e le terapie sono troppo recenti perché tu ti arrenda per un risultato di "malattia stabile" o "risposta parziale". Per questo motivo è importante che la delusione non ti tolga la determinazione e la voglia di vivere. Impara dall'esperienza e vivi giorno per giorno.

Association

Considera la partecipazione a uno studio clinico

Paziente: Eugene
Età: 68

"Nel marzo 2002 andai dal mio medico di base per la mia consueta visita medica annuale. Mi sentivo sano come un pesce. Mi ero iscritto in palestra, facevo pesi e camminavo per tre chilometri al giorno. Durante la visita il medico mi trovò la milza ingrossata e mi prescrisse un'ecografia. Tre giorni dopo venni a sapere di avere un cancro del rene con metastasi. Per me e per i miei familiari fu un totale shock. Com'era possibile che una persona che si sentiva così bene avesse una malattia così grave? Il mio medico mi consigliò di mettere le mie cose in ordine. Non mi suggerì l'intervento chirurgico e neanche la chemioterapia, visto che il cancro era in uno stato molto avanzato. Dopo essermi consultato con un chirurgo, tuttavia, scelsi il trattamento aggressivo. L'intervento di nefrectomia andò bene e il chirurgo mi disse che ero un buon candidato per uno studio clinico.

Dopo sei settimane dall'intervento mi venne offerto di partecipare a uno studio clinico con iniezioni di interleukina e PegIntron ad alto dosaggio. Mia moglie imparò a farmi le iniezioni tre volte alla settimana, così potei fare il trattamento a casa. Il trattamento fu terribile, ma contribuì a mantenere stabile il cancro per 18 mesi. Passai quindi allo studio di fase III di uno dei nuovi farmaci per il cancro del rene, che in seguito venne approvato dalla FDA. Mia moglie e io eravamo ansiosi, poiché si trattava di uno studio "in cieco". Il pensiero di non sapere se mi venisse effettivamente somministrato il farmaco e la possibilità di un avanzamento del cancro erano snervanti, ma il medico mi spiegò che mi avrebbero fatto un esame dopo sei mesi e se il mio cancro fosse peggiorato avrei potuto ritirarmi dallo studio. Chiunque partecipi a uno studio clinico ha la possibilità di ritirarsi se la malattia peggiora o se gli effetti collaterali sono troppo gravi. Iniziai ad assumere due pillole al giorno con scarsi effetti collaterali e dopo sei settimane dagli esami risultò che i tumori erano regrediti. Mia moglie diceva che rischiava di dimenticare che ero un paziente affetto da cancro del rene in chemioterapia.

Anche in questo caso, grazie al farmaco dello studio, il cancro rimase sotto controllo per molti mesi, finché non venne rilevata una leggera crescita. Dopo 18 mesi il mio dottore mi ha offerto di partecipare a un altro studio, che è in corso. Ho di nuovo ottenuto una risposta. Alcuni tumori sono scomparsi e altri sono regrediti.

Devo dire, in tutta onestà, che questi studi clinici mi hanno offerto una possibilità in più di mantenere una buona qualità della vita. Sono assolutamente convinto della validità degli studi clinici e ho detto al mio medico che sarò lieto di partecipare a qualsiasi studio clinico che dovesse consigliarmi. Incoraggio vivamente i pazienti affetti da cancro idonei a partecipare agli studi clinici, a mantenere un atteggiamento positivo e a non arrendersi."

CAPITOLO 5

STUDI CLINICI

Ricerca contro il cancro del rene: ecco tutto quello che c'è da sapere se decidi di partecipare a studi clinici

Una delle soluzioni che potrebbe suggerirti l'oncologo è quella di partecipare a uno studio clinico. Gli studi clinici sono ricerche accuratamente studiate per fornire risposte precise sull'efficacia e la sicurezza dei nuovi farmaci e della loro combinazione, delle tecniche chirurgiche e delle apparecchiature mediche. I volontari affetti da particolari patologie che decidono di partecipare agli studi vengono monitorati durante lo studio, per stabilire l'efficacia delle nuove metodologie sperimentate su di loro.

Potresti partecipare anche tu: questi studi danno spesso accesso a nuove possibilità di cura assai promettenti, prima che diventino accessibili al pubblico.

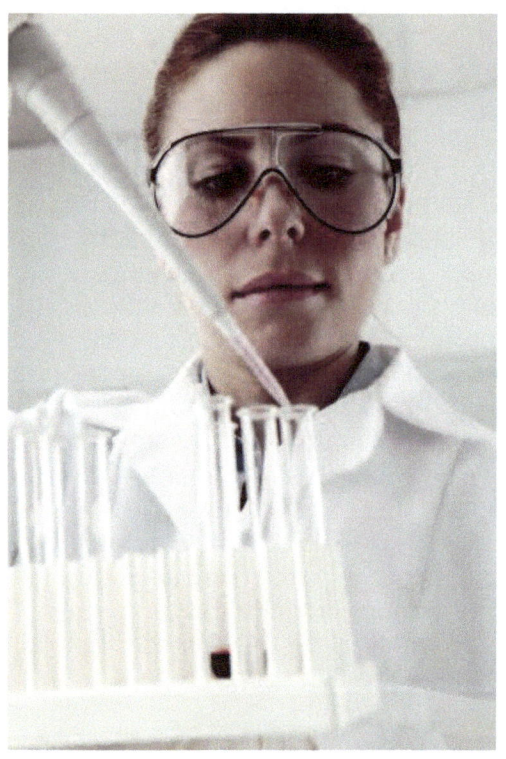

Partecipare agli studi clinici permette alla ricerca di fare importanti passi avanti nella lotta contro il cancro del rene.

Alcuni di questi studi vengono condotti in condizioni "controllate", vale a dire che la terapia viene somministrata solo a un gruppo di partecipanti e non viene somministrata a un altro gruppo. In un secondo tempo, i dati relativi alla salute dei due gruppi vengono messi a confronto, per verificare l'efficacia della nuova terapia. La tecnica principale in questo tipo di studio è la "randomizzazione": i gruppi di pazienti da sottoporre a una terapia specifica vengono scelti a caso, in modo da ottenere dati il più possibile obiettivi.

Questi studi possono essere condotti da singole istituzioni (studi singoli) oppure in collaborazione con più istituti (studi multi-istituzionali), a seconda del tipo di studio e del numero di partecipanti. Questi studi vengono organizzati in cooperazione con le case farmaceutiche e gli enti di ricerca statali.

Perché prendervi parte?

È grazie a questi studi che, nel corso degli ultimi anni, sono stati fatti enormi passi avanti nella cura del cancro del rene. Il segreto di tanto successo è la disponibilità di volontari idonei. Partecipando agli studi clinici, aiuterai la ricerca nella lotta contro il cancro del rene e avrai accesso alle terapie più innovative. I volontari hanno un ruolo chiave nella corsa per sconfiggere questo male.

Gli studi, sottoposti all'attento controllo e alla ferrea regolamentazione del Ministero della Sanità, prendono il via solo dopo una valutazione rigorosa e approfondita che ne accerti il fondamento scientifico e il giusto rapporto rischi-benefici. Tuttavia, nonostante il rigore e i controlli, partecipare agli studi può comportare, oltre ai potenziali vantaggi, anche alcuni possibili inconvenienti.

Ecco l'elenco dei potenziali rischi e benefici degli studi clinici stilato dall'istituto statunitense National Cancer Institute[38].

Potenziali benefici

Riceverai assistenza medica di altissimo livello da parte di specialisti all'avanguardia nella ricerca contro il cancro.

Avrai accesso a farmaci e interventi innovativi prima della loro disponibilità al pubblico.

Il tuo stato di salute sarà accuratamente controllato, come anche gli eventuali effetti indesiderati provocati dalla terapia.

Parteciperai più attivamente alla tua cura.

Se il trattamento studiato si rivelerà utile, sarai una delle prime persone che ne potranno beneficiare.

Partecipando allo studio avrai la possibilità di dare un prezioso contributo personale alla ricerca contro il cancro.

In funzione dello studio, lo sponsor si assumerà i costi di alcune cure mediche o di test necessari durante lo studio.

Potenziali rischi

I rischi o gli effetti collaterali legati all'utilizzo di farmaci e metodi innovativi non sono ancora noti ai medici.
Gli effetti collaterali e le reazioni avverse sono azioni o effetti indesiderati del farmaco o del trattamento sperimentale. Questi possono essere lievi, gravi o rischiosi per la vita. Possono essere peggiori di quelli della terapia standard. Vengono valutati sia gli effetti collaterali a breve termine, sia quelli a lungo termine delle terapie sperimentali.

I farmaci e i metodi innovativi potrebbero essere inefficaci o potrebbero avere un'efficacia minore rispetto a quelli in uso.

Esiste il rischio che le terapie innovative, anche se efficaci, non funzionino nel tuo caso specifico.

La copertura assicurativa per gli studi clinici può essere assente o parziale. Vedi il paragrafo "Assicurazione sanitaria" nel capitolo "Vivere con il cancro, giorno per giorno".

Il fatto che tu abbia il cancro del rene non ti rende automaticamente idoneo/a agli studi. Dovrai soddisfare determinati requisiti d'idoneità dello studio. Gli studi clinici prevedono un programma di trattamenti, che potrebbero comportare numerose visite presso il centro in cui essi si svolgono,

imponendo al paziente un calendario piuttosto rigido che non consente grande flessibilità negli orari della terapia.

Tipi di studi clinici

Esistono diversi tipi di studi clinici.

Studi di fase I

Gli studi di fase I sono gli studi iniziali su un nuovo farmaco, sulla combinazione di farmaci o su una cura, per determinarne la dose corretta. Essi valutano la sicurezza delle varie dosi di assunzione di un farmaco e stabiliscono la necessità di ulteriori studi clinici. Gran parte dei pazienti che partecipano agli studi di fase I si sono già sottoposti a diverse terapie contro il cancro. Spesso negli studi di fase I vengono coinvolti soggetti affetti da diverse tipologie di cancro, in modo tale da poter determinare la sicurezza e definire la dose e i tempi corretti di assunzione di un farmaco o di una terapia per diversi tipi di cancro.

Studi di fase II

Gli studi di fase II sono analisi attraverso cui valutare l'attività antitumorale e la sicurezza di un farmaco o di una terapia su un gruppo più ristretto di pazienti, secondo dosi e orari standard. In questi studi vengono coinvolti solo soggetti che presentano lo stesso stadio e la medesima tipologia di cancro; vengono specificamente indicati il tipo e il numero di terapie precedenti che sono ammesse. Per poter accedere a questo tipo di studi di fase II è necessario essere idonei: alcuni non accettano persone che siano già state sottoposte a terapie precedenti, mentre altri richiedono che i pazienti siano stati sottoposti a specifiche terapie.

Studi di fase III

Gli studi di fase III mettono a confronto l'efficacia e la sicurezza di due o più terapie su un vasto numero di soggetti, coinvolgendo fino a 1000 pazienti. Si tratta spesso di studi internazionali, che si basano sul numero di pazienti coinvolti. Negli studi di fase III i farmaci e i trattamenti innovativi vengono messi a confronto con una terapia "standard" per la cura del cancro del rene.

Gli studi clinici "randomizzati" vengono in genere condotti nella fase III, più raramente nella fase II. Essi prevedono il confronto tra due o più terapie e possono prevedere un gruppo placebo. Negli studi randomizzati il numero dei pazienti coinvolti è molto ampio: essi vengono indirizzati verso una delle tipologie di trattamento attraverso tecniche di selezione casuale, spesso tramite computer, così da garantire la validità dei risultati degli studi.

Il "gruppo placebo" può essere utilizzato nei test di fase II o III, in assenza di un trattamento standard con cui mettere a confronto il nuovo farmaco. Questo gruppo riceve la stessa assistenza per il cancro e la sintomatologia correlata, consentendo al contempo di valutare l'efficacia della nuova terapia. Maggiori chiarimenti riguardo alla presenza di un gruppo placebo nella terapia consigliata ti verranno forniti dal tuo oncologo.

I criteri di idoneità per gli studi clinici vengono definiti con cura, affinché i pazienti selezionati siano affetti dallo stesso tipo di cancro, al medesimo stadio e con la medesima estensione. I criteri da soddisfare per l'ammissione agli studi vengono detti di "inclusione" e di "esclusione". Alcuni riguardano terapie e interventi precedenti. Alcuni studi richiedono che il paziente sia stato o meno precedentemente sottoposto a nefrectomia (asportazione chirurgica del tumore del rene). Esistono ulteriori criteri a garanzia dell'idoneità del trattamento basati sulla funzionalità degli organi. Tra questi, i risultati degli esami di laboratorio, dei test della funzionalità cardiaca e polmonare e gli esami radiologici, per garantire la sicurezza dei soggetti.

Studi di fase IV

La fase più ampia dello studio (generalmente dopo l'approvazione del farmaco/terapia da parte della FDA e la sua reperibilità in commercio) è la fase IV. Questi studi procedono con la valutazione degli effetti collaterali del farmaco / terapia, esplorano nuovi utilizzi del farmaco, posologie maggiori, nuove modalità di somministrazione e le interazioni con altri principi attivi per aumentarne l'efficacia.

Criteri di idoneità

L'essere affetti da cancro al rene non significa essere idonei a un dato studio clinico. Per essere inclusi devono essere soddisfatti alcuni requisiti di idoneità allo studio.

Scelta dello studio clinico

È importante che tu sappia che cos'è uno studio clinico, perché viene eseguito e come raccogliere tutte le informazioni utili sullo studio a cui intendi partecipare. Parlane con il tuo oncologo e con gli infermieri, chiedendo chiarimenti sulla terapia e sull'eventualità di prendervi parte.

Ci sono sempre dozzine di studi clinici disponibili sul cancro del rene. Tu o il tuo medico potete richiedere un elenco degli studi clinici attuali chiamando l' 1-800-4-CANCER o consultando il sito internet del National Cancer Institute www.cancer.gov. Ci sono sempre dozzine di studi clinici disponibili sul cancro del rene. Il portale della Kidney Cancer Association, www.kidneycancer.org, mette a disposizione un servizio gratuito di collegamento con altri siti, che offrono informazioni sugli studi clinici. Nell'elenco puoi trovare la descrizione di ogni studio, i criteri di idoneità e nome, cognome, indirizzo e numero telefonico dello specialista che effettua lo studio. Per avere informazioni su uno specifico studio, sarà sufficiente che il tuo medico contatti il medico o l'infermiere di riferimento, oppure puoi chiamare direttamente il centro in cui si svolge lo studio.

Prima di decidere, ti consigliamo di leggere "Taking Part in Clinical Trials: What Cancer Patients Need to Know (Pubblicazione NIH 97-4250), reperibile online. Puoi trovare ulteriori informazioni su simili terapie e trattamenti sulle riviste mediche.

Nelle banche dati online come MEDLINE è possibile trovare gli abstract degli articoli pubblicati sulle riviste consultate dai medici. Per reperirli rivolgiti alla biblioteca più vicina, tenendo tuttavia presente che si tratta di documenti molto tecnici, da visionare preferibilmente insieme al tuo medico. Sappi inoltre che la raccolta dei dati, la stesura della ricerca e la sua pubblicazione richiedono tempo. Quindi potrebbero non esserci documenti disponibili sulla terapia di tuo interesse. Ad ogni modo, prima di decidere definitivamente di partecipare allo studio, prova a chiedere un consulto a uno specialista in tumori del rene. La Kidney Cancer Association può aiutarti nella ricerca di un oncologo specializzato in questa patologia. Chiama il numero +1 847 332 1051.

Dopo aver reperito tutte le informazioni riguardo ai trattamenti previsti nel corso dello studio clinico, rileggile attentamente. Contatta il medico che condurrà lo studio (Ricercatore principale) e l'infermiere di riferimento (Assistente di ricerca) e poni loro tutte le domande che vuoi sulle terapie previste, sugli eventuali effetti collaterali e sulla frequenza delle sedute. I medici e il personale infermieristico hanno tutto l'interesse ad aiutarti a diventare un membro attivo del team e ti forniranno tutte le risposte utili a maturare una scelta consapevole sulla terapia da seguire.

Sostieni te stesso/a e valuta tutte le possibilità

Paziente: Rick
Età: 55

"Dal mio tumore al rene ho imparato che bisogna essere sostenitori di se stessi. Dopo la diagnosi si è chiamati a fare molte scelte. Bisogna fare del proprio meglio per informarsi sulla cura migliore per sé.
Sapere è potere.

Dopo la prima nefrectomia totale il chirurgo mi disse di averlo tolto tutto. Così ripresi la mia vita di cinquantenne tutto casa e ufficio. Diciotto mesi dopo il tumore era ricomparso ai polmoni, per cui mi ritrovavo con un carcinoma a cellule renali metastatizzato allo stadio IV. Dopo la seconda diagnosi il piano d'azione del mio oncologo sembrava incerto, ma esitavo nel cambiare medico o chiedere un secondo parere per non essere sleale.

Grazie all'intervento e ai consigli di mia moglie consultammo un oncologo presso un centro tumori del nostro stato, oltre a due luminari degli Stati Uniti. L'oncologo del centro tumori ci consigliò l'interleukina 2 (IL-2), con la conferma dei luminari. Mi sentii certo di aver fatto la scelta giusta, quindi iniziai ad assumere la terapia ad alto dosaggio di IL-2, grazie alla quale, sono convinto, mi trovo ora nel mio quinto anno di sopravvivenza.

Ho imparato che nella cura del cancro non c'è nulla di costante e di standardizzato. All'inizio, al momento della diagnosi, mi sentivo come immerso in una nebbia emotiva, senza alcuna reale motivazione a cercare informazioni o alternative. È grazie a mia moglie che mi sono scrollato di dosso quella letargia e ho iniziato a muovermi. Sono convinto che il motivo per cui oggi mi trovo qui è la consapevolezza e la concreta ricerca dell'oncologo giusto, della struttura giusta e della giusta terapia."

CAPITOLO 6

IL RUOLO DEI PAZIENTI

Sono numerosi i diritti, le responsabilità e le possibilità di scelta dei pazienti e delle famiglie che lottano contro il cancro del rene. Ecco i passi fondamentali verso la consapevolezza, da compiere dopo la diagnosi.

Uno dei segreti per aumentare le possibilità di sopravvivenza dopo una diagnosi di cancro del rene è diventare convinti sostenitori di se stessi, in ogni fase della cura.

Ricorda che, in tutte le fasi della malattia, tu e la tua famiglia avrete diritti e possibilità di scelta, oltre che responsabilità. L'esercizio dei tuoi diritti, delle tue responsabilità e delle tue possibilità di scelta ti renderà consapevole e capace di prendere la decisione giusta, regalandoti serenità. Ecco i passi fondamentali verso una maggior consapevolezza, per aumentare le tue possibilità di sopravvivenza.

Autosostegno

Niente fretta

Non aver fretta di operarti o di iniziare la terapia senza prima aver raccolto le informazioni principali riguardo alla specifica forma di tumore che ti ha colpito. Forse il tuo medico e le tue emozioni ti suggeriscono di affrettarti, ma il cancro è parte di te ormai da mesi, forse da anni. Non tutti i tumori si sviluppano velocemente. Prenditi il tempo necessario per informarti e per operare scelte informate. I primi passi che muoverai potrebbero influenzare il corso della malattia o le terapie da seguire in futuro.

Il tempo è importante, ma intraprendere le cure giuste è più importante che risparmiare un pugno di giorni o una settimana.

Reperire informazioni

È essenziale informarsi quanto prima sulla diagnosi e sulle scelte da operare. Per prima cosa, sarebbe un'ottima idea recarsi in biblioteca o eseguire una ricerca su Internet, per reperire informazioni sulla malattia.

Recati presso una biblioteca ospedaliera, accessibile ai pazienti, o presso la biblioteca di una facoltà. Se hai un certo bagaglio tecnico, leggi le riviste mediche, oppure chiedi nella biblioteca a te più vicina di fare una ricerca a computer di tutte le informazioni disponibili sulla patologia.

Molte biblioteche offrono questo servizio gratuitamente. Prova a informarti sui medici che conducono ricerche in materia e prendi in considerazione la possibilità di ascoltare un parere diverso circa le cure da adottare. Infine non dimenticare di consultare il capitolo sulle risorse per il paziente al termine di questo manuale.

Internet è una grande fonte di informazioni, ma tieni presente che alcune informazioni potrebbero essere fuorvianti. Potresti trovarti a leggere informazioni decontestualizzate o non applicabili alla tua situazione. Ciò può condurre sia a false speranze, sia a paure infondate. Se fai ricerche su Internet, fidati solo dei siti che notoriamente forniscono informazioni accurate e credibili. Ciascun paziente è un individuo e il decorso della tua malattia potrebbe non essere come quello degli altri pazienti. Stai attento a non paragonare te stesso ad altri con la stessa diagnosi quando fai ricerche in Internet. Attieniti ai fatti e assicurati di comprendere correttamente.

Mettiti in contatto con l'associazione di malati di cancro che ti riguarda

La Kidney Cancer Association (KCA), associazione dei malati di cancro del rene, potrà fornirti tutte le informazioni utili sulla tua malattia. Oltre al presente libro, l'associazione pubblica una newsletter mensile, *Kidney Cancer News*, che potrai ricevere gratuitamente via e-mail. Il trimestrale *Kidney Cancer Journal* è reperibile presso gli studi medici, oltre che sul sito della KCA, all'indirizzo www.kidneycancer.org. Queste informazioni possono essere disponibili sono in inglese.

Anche sul portale del Center for Disease Control & Prevention (www.cdc.gov) degli Stati Uniti potrai trovare un elenco dei link utili per reperire informazioni sul cancro. Infine, cerca un gruppo di supporto per malati oncologici nella tua zona e partecipa agli incontri di sostegno. Puoi avere maggiori informazioni sui gruppi di supporto per malati oncologici o sulle loro riunioni, telefonando alla Kidney Cancer Association all'1-800-850-9132 o visitando il sito Internet **www.kidneycancer.org.**

Chiedi un secondo parere

Un'ottima soluzione è quella di rivolgersi a un medico specializzato nella tipologia di cancro da cui sei affetto/a. Il tuo medico sarà di certo un ottimo professionista, tuttavia alcune forme di cancro sono molto rare e il tuo medico potrebbe non avere l'esperienza sufficiente per scegliere la cura corretta per la tua malattia. In medicina la pratica è tutto.

Inizia con il chiedere al tuo medico curante il nominativo di un altro specialista per un secondo parere.

Fallo senza esitazioni. È un tuo diritto e una tua responsabilità richiedere un parere diverso. Il tuo medico non si offenderà.

Puoi trovare un medico altamente specializzato chiedendo al Cancer Information Service o alla Kidney Cancer Association che ti forniranno i nominativi e i numeri di telefono degli specialisti della tua zona. Contatta uno o due specialisti e fissa un appuntamento. Se questi "luminari", come spesso accade, sono molto impegnati, puoi appoggiarti a un'organizzazione di malati oncologici. Rivolgiti a loro.

Le tue responsabilità

Tieni in ordine la tua cartella clinica

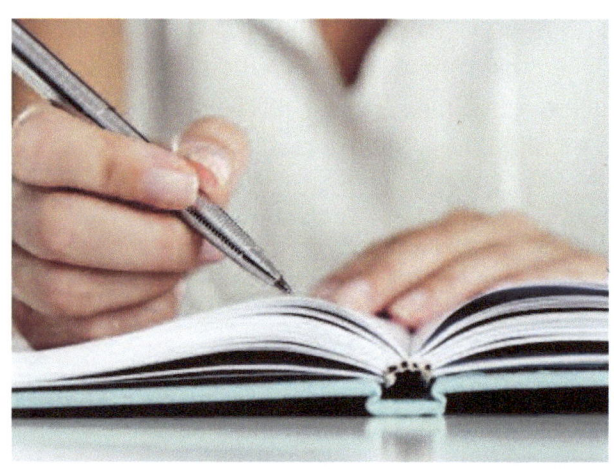

Una delle cose più importanti da fare come paziente è assicurarti che la tua documentazione medica sia ben ordinata e aggiornata. Può esserti utile tenere un diario medico personale.

Prendi la buona abitudine di tenere insieme tutti i referti e i documenti ritirati durante le visite dal tuo medico curante o presso altri specialisti, organizzandoli in modo ordinato. Inserisci i referti istologici relativi alle varie operazioni/biopsie subite, i risultati delle scintigrafie, i CD con immagini, altri test e l'elenco delle varie terapie seguite in un raccoglitore suddiviso in sezioni. È la miglior soluzione per disporre di un archivio medico funzionale e aggiornato. Porta con te la tua cartella clinica a ogni visita, specie se si tratta di un secondo parere. Non dimenticare i video o un CD delle scintigrafie più recenti (e non lasciarle in studio a meno che non sia lo specialista a chiedertelo). Prepara un elenco chiaro e aggiornato dei farmaci assunti, compresi i medicinali "da banco" e le terapie complementari e lasciane una copia al tuo medico. Hai il diritto di avere copia di tutti i reperti medici, chirurgici e istologici. Non stupirti se il tuo medico ti chiede di firmare la ricevuta per una radiografia o se ti richiede il pagamento della copia di alcuni documenti. Una ricevuta non è altro che una prova scritta del ritiro del materiale richiesto. Non esitare a richiedere i tuoi referti. In caso di difficoltà rivolgiti al difensore civico della struttura ospedaliera di riferimento.

Assumi un esperto

Per curarti rivolgiti al medico più qualificato e non scambiare i "modi da dottore" per competenza. Hai bisogno delle cure più efficaci, non di belle maniere.

Un esperto è più facilmente reperibile presso un polo oncologico associato a una clinica universitaria, specie per i tipi più rari di cancro. Tuttavia anche gli ospedali pubblici ci sono ottimi medici. Non esitare a rivolgerti a loro se sono specializzati in patologie del tuo tipo. Devi solo chiedere al medico il numero di pazienti affetti dalla tua stessa forma tumorale che ha curato negli ultimi 12 mesi, quindi confronta il risultato con quanto riferito dagli altri medici consultati.

Esistono cliniche molto note, ma quando a essere affrontata è una forma di cancro rara, i centri meno conosciuti possono offrire cure più all'avanguardia e avere più medici esperti nel tipo di cancro che ti riguarda.
Chiedi le percentuali di successo degli interventi chirurgici, la morbidità, i rischi di complicazioni legate alle terapie.

Rivolgiti al tuo medico in maniera professionale

Perché le cose vadano bene è essenziale stabilire una corretta comunicazione con il medico, e una comunicazione efficace è responsabilità di **entrambi.** Prima di ogni visita inviagli tutta la documentazione via fax e portala con te in studio. Potresti comunicargli, con una lettera o con un fax ogni variazione del tuo stato di salute intercorsa dall'ultimo incontro, tra cui sintomi quali dolori, sanguinamento, eventuali malattie come il raffreddore o eventi traumatici, ad esempio un licenziamento. Domanda al tuo medico a quale persona far riferimento in studio per eventuali domande e con quale modalità puoi contattarla: e-mail, fax, telefono o altro.
Se comunichi telefonicamente col tuo medico o l'infermiere e lasci un messaggio, sii propositivo e richiama qualora la risposta tardasse ad arrivare. A volte i messaggi non vengono inoltrati, oppure il messaggio vocale può risultare poco chiaro o potrebbe non essere stato ascoltato. Non pensare che il tuo messaggio sia stato ignorato ma richiama per accertarti che sia stato ricevuto. Se lasci un messaggio in segreteria, ricorda di dare il maggior numero possibile di informazioni identificative. Gli ospedali di grandi dimensioni hanno numerosi pazienti e alcuni possono avere un nome simile. Quante più informazioni fornirai nel messaggio, tanto più rapidamente il tuo medico o il tuo infermiere riuscirà a identificarti e a rispondere alle tue domande e ai tuoi dubbi.
Se comunichi con il medico o l'infermiere lasciando un messaggio telefonico, sii propositivo e richiama qualora la risposta tardasse ad arrivare. A volte i messaggi non vengono inoltrati o il messaggio può risultare poco chiaro o restare inascoltato. Non pensare che il tuo messaggio sia stato ignorato; richiama per assicurarti che sia stato ricevuto. Se lasci un messaggio in segreteria, ricordati di dare il maggior numero possibile di elementi identificativi. I grandi ospedali hanno numerosi pazienti, alcuni con nomi simili. Più informazioni dai nel messaggio, più facilmente sarai riconosciuto dal medico o dall'infermiere, che risponderà ai tuoi dubbi e alle tue domande.
È sempre un ottimo accorgimento annotare le domande da porre al medico prima di ogni visita. Fai domande chiare e sincere e rivolgiti al medico in maniera diretta. Hai il diritto di ricevere risposte altrettanto chiare e sincere. Se possibile fatti accompagnare da una persona che ti aiuti a prendere appunti e ti sostenga.

Se seguirai questi accorgimenti arriverai al consulto più preparato. Il medico dovrebbe saper rispondere a tutte le domande e accogliere di buon grado la tua partecipazione in prima persona alla scelta del miglior piano terapeutico. L'approccio professionale da te adottato conquisterà il rispetto del tuo medico, definendo i toni della relazione medico-paziente. Se il medico non dà risposta alle tue domande, rivolgiti altrove. La trasparenza è un tuo diritto.

Sii scettico/a

Il chirurgo che ti opererà non è in grado di garantirti di aver tolto tutto il cancro. Di fronte ad affermazioni simili, sii scettico/a. Quello che si intende effettivamente dire con queste parole è che è stata rimossa la parte visibile del cancro. Quello che non si vede non è stato asportato.

Alcuni tumori sono molto vascolarizzati. Il flusso sanguigno può trasferire parti infinitesimali del tumore e alcune cellule cancerose in altre parti del corpo. Ad anni di distanza dall'asportazione chirurgica del tumore primario, queste cellule cancerogene possono dar vita ad altri tumori letali. È necessario sottoporsi a costanti controlli, in modo da prendere per tempo le possibili recidive e curarle tempestivamente. Mai abbassare la guardia. Sottoponiti regolarmente alle visite di controllo.

Prenota tu le visite di controllo

Non pensare che sia responsabilità dello studio medico fissare le visite di controllo. Sei tu a dover prenotare e rispettare gli appuntamenti a cadenze regolari.

Sottoponiti regolarmente agli esami di controllo quali TAC, scintigrafia ossea ed esami del sangue. Richiedine i risultati per iscritto e, in caso di valori anomali, rivolgiti a un medico o a uno specialista. Se il tuo medico non è solito occuparsi di simili risultati e ciò non ti rende tranquillo/a, rivolgiti a un altro medico.

Chiedi e insisti

Il sistema sanitario di oggi può essere complicato. Ricorda che hai diritti e possibilità di scelta, ma anche responsabilità. Un importante primo passo è trovare un agente finanziario o un commercialista presso l'istituto che presenterà le fatture relative alla tua cura (ospedale, gruppo medico ecc.). Comunica in modo chiaro e professionale con questa persona che potrebbe diventare la tua migliore alleata. Collabora con tutte le parti addette alla contabilità e ai rimborsi per configurare programmi di pagamento ragionevoli e che garantiscano la tutela del tuo credito.

Ripresenta tutte le richieste rifiutate alle compagnie di assicurazione. La tua capacità di ottenere cure innovative può essere influenzata dalla tua copertura assicurativa. Se una richiesta viene respinta, ripresentala. Un altro referente presso la tua assicurazione potrebbe valutarla in modo diverso e autorizzare il pagamento. Persevera.

Ogni assicurazione ha un proprio processo di disbrigo delle richieste. Se la tua richiesta continua a essere respinta, puoi contattare la commissione per le assicurazioni del tuo Stato o l'organizzazione dei pazienti per avere assistenza. A volte, una telefonata all'assicurazione da parte del direttore medico di un'organizzazione di pazienti può aiutarti a ricevere il rimborso.

Sii ragionevole. Non aspettarti che la tua assicurazione paghi due volte una richiesta, richieste fraudolente, richieste che non sono coperte dalla tua polizza o richieste per terapie non dimostrate. Poiché sei il titolare di una polizza, la tua assicurazione pagherà le tue richieste con il denaro che hai versato. La tua assicurazione deve adottare una procedura di revisione equa e non irragionevole.

Non fare il dottore

Non assumere vitamine, prodotti erboristici o altri farmaci senza prima aver consultato il medico. Molti pazienti desiderano aiutarsi assumendo vitamine e adottando una corretta alimentazione, che possono avere un ruolo importante nella lotta contro il cancro. Tuttavia, l'assunzione in dosi massicce di alcuni integratori rischia di interferire con i farmaci prescritti o con la radioterapia. Non curarti da solo/a, neanche se sei un medico. Potrai trovare tutti i consigli utili per una sana e corretta alimentazione rivolgendoti all'American Institute for Cancer Research.

Non sprecare soldi in cure che non hanno giustificazione medica. Certe terapie alternative nascono da solide teorie, ma senza supporto scientifico e dati sperimentali non è possibile determinare quali siano effettivamente valide e quali invece approfittino della vulnerabilità del malato.

Se il cancro non risponde alla prima terapia, parlane con il medico e passa a quella successiva. Esistono molte cure valide per ogni tipo di cancro e si continua a scoprirne di nuove.

Fatti coinvolgere e diventa attivista

Entra a far parte di un'associazione in difesa dei malati colpiti dalla tua stessa forma di cancro. Sono molti i gruppi che offrono sostegno emotivo ai malati oncologici, ma non accontentarti di questo.

Quello che vuoi è sconfiggere il cancro, non solo sentirti bene emotivamente. Ricorda il vero messaggio sul sostegno emotivo trasmesso dai maggiori libri sul cancro: per la salute fisica è necessaria la salute mentale. Tuttavia non aspettarti che il cancro scompaia solo grazie a visualizzazione guidata, meditazione, rilassamento o altre tecniche di autoaiuto.

Le migliori associazioni offrono ai malati programmi informativi costantemente aggiornati. La Kidney Cancer Association, ad esempio, pubblica una newsletter mensile trasmessa per e-mail e tiene conferenze rivolte a medici e pazienti.

Ogni giorno la scienza compie enormi passi avanti nella lotta contro molti tipi di cancro. Tieniti aggiornato/a e lasciati coinvolgere. Incontra altri malati informati, medici e scienziati realmente esperti nella patologia che ti riguarda. In caso di recidiva saprai quali terapie scegliere e chi può prestarti la miglior assistenza. sostieni attivamente l'associazione e l'associazione ti sosterrà. È nel tuo stesso interesse.

Cerca e chiedi

Non smettere di reperire informazioni. Se un medico ti dice che il tuo cancro non è operabile, chiedi un secondo parere. Chiama il Cancer Information Service per richiedere l'elenco degli studi clinici disponibili per la forma tumorale che ti ha colpito. Consultalo con il tuo medico. Chiedigli quale sia lo studio più adatto a te e perché. Parla con i malati che hanno seguito le terapie proposte, per sapere che cosa aspettarti. Se sono previsti effetti collaterali, ricorda che non tutti i pazienti presentano tutti gli effetti collaterali. Chiedi al tuo medico quali sono le misure da lui adottate per arginare gli effetti collaterali.

Riepilogo

Un paziente consapevole è un paziente che capisce la propria patologia, ha un maggior senso di controllo sul cancro e un miglior approccio alla terapia contro il cancro del rene. Sono molti gli strumenti che tu e la tua famiglia potete adottare per affrontare la diagnosi. Chiedi senza esitare. Tu fai parte del team che deciderà della tua cura. Sei un paziente con diritti e responsabilità, che deve lavorare di concerto con il proprio specialista e con l'intero staff medico per ottenere il meglio dalla cura e utilizzare di tutti gli strumenti disponibili.

La famiglia può fare la differenza

Jason
Età: 34

[Nel 2005 al padre di Jason fu diagnosticato il cancro del rene]

"Dopo la diagnosi, a mio padre fu asportato il rene. Oggi sta partecipando a uno studio clinico, con buoni risultati.

La diagnosi di cancro colpisce l'intera famiglia. Mio padre aveva bisogno di qualcuno che lo aiutasse a capire la terminologia medica, oltre che le istruzioni da seguire. Qualcuno doveva seguirlo in tutte le visite e organizzargli la documentazione clinica. Alla fine, diventai io il maggior responsabile, dal momento che gli altri fratelli non se la cavavano un granché bene.

Il consiglio che do a tutte le famiglie che si trovano a dover prestare aiuto a un malato di cancro del rene è questo: ultraorganizzatevi. Noi acquistammo una grande cartelletta da pittore con maniglie e cerniere ai lati, dove tenevamo le radiografie di papà e tutta la documentazione clinica. La portavamo con noi a ogni appuntamento, di cui tenevo accuratamente nota su un taccuino: trascrivevo tutti i nomi, le date, gli orari e ciò che veniva detto durante le visite. Le visite hanno spesso un ritmo veloce ed è facile dimenticare qualche dettaglio.

Al di là dell'aspetto pratico, quando si affronta il cancro è importante che in famiglia si parli anche molto. Bisogna accettare il fatto che un familiare è malato ed esprimere i propri sentimenti senza pudori. Cercare di stare uniti e, se c'è un problema, di parlarne. A volte gli uomini hanno difficoltà a mostrare apertamente cosa provano, ma sfogarsi fa bene.

La difficoltà maggiore è non sapere se il cancro tornerà, quindi è importante essere ottimisti. Dopo la diagnosi si deve andare avanti, concentrandosi sulle cose positive. Se ci si sofferma solo su quelle negative non se ne viene più fuori. Io ho trovato speranza nella spiritualità, altri la trovano in altro modo. Comunque la si cerchi, la speranza va trovata."

Association

CAPITOLO 7

VIVERE CON IL CANCRO, GIORNO DOPO GIORNO

Il cancro del rene ha un forte impatto sulla tua vita.
Ecco una panoramica di quello che accade dal punto
di vista lavorativo, previdenziale, alimentare,
della vita quotidiana e dei rapporti in famiglia..

Più cose si apprendono sul cancro del rene, magari incontrando altri malati, più ci si rende conto che, dopo la diagnosi, condurre una vita intensa e soddisfacente è possibile. Tuttavia la vita viene immancabilmente trasformata, sia all'inizio della terapia che nella fase di recupero.

Assistenza di supporto

Dopo aver affrontato la diagnosi avrai a che fare con problemi fisici, emotivi e pratici che potranno metterti in difficoltà. Ricorda che far fronte a questi problemi è il fulcro dell'intero percorso di cura e che hai a disposizione diversi strumenti di supporto. Questo elemento del tuo programma di cura, detto assistenza di supporto, comprende ogni forma di assistenza finalizzata a mantenere una buona qualità di vita.

Tra le cure previste dall'assistenza di supporto figurano la gestione di nausea, dolore, stanchezza, alimentazione, ginnastica e fisioterapia, oltre che l'organizzazione familiare e questioni pratiche quali l'assicurazione sanitaria. Al momento di stilare un programma di assistenza di supporto, parla in modo franco con il tuo medico e il suo staff ogni volta che sei in ansia o indeciso/a su cosa dovresti fare. Un gruppo di oncologi esperti dovrebbe saper risolvere tutti questi problemi, assistendoti direttamente o fornendoti riferimenti utili (per informazioni sul trattamento dei malati terminali, le cure palliative e le strutture di accoglienza, vedi il capitolo "Benessere emotivo"). Nell'apprendere come affrontare la malattia, ricorda che ogni tipologia di cancro ha caratteristiche e sintomi specifici. Sappi che i consigli e il sostegno che possono essere utili per una forma di tumore potrebbero non essere applicabili a un malato di cancro del rene.

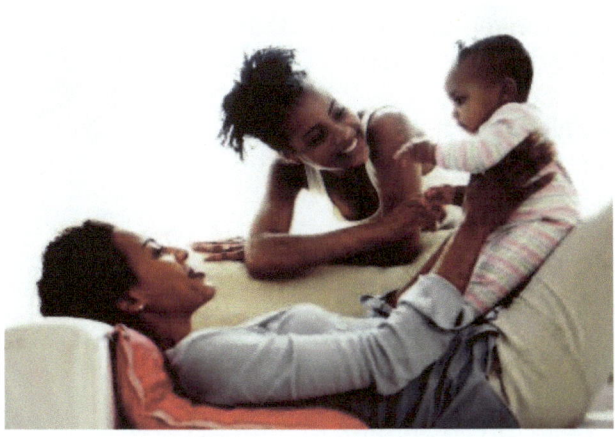

Il cancro del rene può avere gravi ripercussioni sulla vita familiare. Un'atmosfera di sostegno e di dialogo aperto è di grande aiuto per superare la malattia.

Nausea, dolore e stanchezza

I malati di cancro sono spesso costretti ad affrontare nausea, dolore e stanchezza, generati da più fattori, alcuni direttamente ricollegabili alla patologia, altre alla terapia specifica per il cancro del rene.
Non tutti presentano questi sintomi, ma se dovesse capitarti, sappi che esistono diversi rimedi utili.

Nausea. La nausea può nascere da più fattori, tra cui la terapia sistemica (immunoterapia, chemioterapia, terapia mirata) o la radioterapia, la crescita del tumore o l'ansia legata alla malattia.
Esistono diversi rimedi per attenuare la nausea: ridurre la quantità di cibo a ogni pasto e bere minori quantità di liquidi, mangiando e bevendo più frequentemente, oppure eseguire alcuni esercizi di rilassamento. Se tali tecniche non sono efficaci, il tuo medico ti prescriverà alcuni farmaci contro la nausea, altrimenti detti antiemetici. Si tratta di rimedi, di solito assunti per bocca, in grado di ridurre efficacemente il senso di nausea. Ce ne sono molti disponibili in commercio ed è possibile provarne vari tipi e combinazioni, fino al raggiungimento dell'effetto auspicato.

Dolore. Il dolore può essere provocato dal cancro stesso oppure dalle terapie eseguite. Comunica in tutta franchezza e con estrema chiarezza i sintomi al tuo staff medico, descrivendo il tipo di dolore in base a una scala da 0 a 10 (dove 0 significa "assenza di dolore" e 10 "dolore insopportabile"). Indica inoltre se c'è qualcosa che contribuisce a farlo aumentare o diminuire (ad esempio mettersi sdraiati, seduti, in piedi, fare applicazioni calde o fredde sulla parte dolente).
Di concerto con il tuo medico e il gruppo di specialisti che ti hanno in cura, fissa degli obiettivi per la gestione del dolore. Pensa a cosa desidereresti essere in grado di fare per migliorare la qualità della tua vita, ad esempio aiutare i tuoi figli a fare i compiti. Sono molti i farmaci antidolorifici disponibili, sia dietro presentazione di ricetta che da banco. Attenzione: il timore della dipendenza da antidolorifici può provocare inutile dolore, sofferenza e incapacità di svolgere le attività che ti stanno più a cuore. È un timore che non ha ragion d'essere, perché il numero di casi di dipendenza tra i malati di cancro è davvero esiguo. Parla delle ansie legate all'assunzione di farmaci antidolorifici con il tuo medico e gli infermieri.
Alcuni malati oncologici credono che l'assunzione di farmaci antidolorifici significhi l'avvicinamento al termine della propria vita. Questo non è necessariamente vero. Se si tratta di un tuo timore, parlane con il tuo medico, che sarà in grado di fornirti tutti i chiarimenti sull'utilizzo di tali farmaci all'interno del tuo programma di cura. I farmaci antidolorifici possono essere accompagnati, talora sostituiti, da trattamenti non farmacologici quali la meditazione o le tecniche di rilassamento.

Stanchezza. La stanchezza, uno degli effetti collaterali più debilitanti della malattia, può condizionare pesantemente la tua esistenza. Essa può derivare da diversi fattori, tra cui depressione, insonnia, anemia, effetti della terapia oncologica e disfunzioni metaboliche prodotte dal cancro stesso. La stanchezza causata dalla terapia è un sintomo molto comune.

Per combattere tale sintomo si consiglia ai malati di programmare le proprie attività dando priorità a quelle nelle quali si intende spendere maggiori energie. Risulta piuttosto utile organizzare il proprio ambiente domestico e lavorativo in modo tale da sopperire alla mancanza di forze, cercando di limitare gli sforzi fisici prima, durante e dopo la terapia oncologica. Può essere d'aiuto una cura contro l'anemia (basso livello di globuli rossi nel sangue), così come l'attività motoria, l'alimentazione e le tecniche di gestione dello stress. La stanchezza può essere talvolta trattata con farmaci specifici. Parla della stanchezza che avverti con il tuo staff medico.

Stitichezza. Non è insolito che i malati di cancro soffrano di stitichezza. I fattori scatenanti possono essere i farmaci antidolorifici, la terapia oncologica, la mancanza di attività fisica e la scarsa nutrizione.

In molti casi sono risolutivi alcuni accorgimenti alimentari e un maggior apporto di liquidi. Esistono altre soluzioni, da valutare in prima istanza con il tuo staff medico.

Depressione. Spesso i malati di cancro soffrono di depressione. Gli attuali antidepressivi, assunti a basse dosi, risultano sicuri, ben tollerati ed efficaci. Il ricorso a questi farmaci non deve essere considerato sintomo di debolezza, ma parte integrante del programma terapeutico di taluni pazienti.

Il ruolo della dieta

Non si conosce di preciso la relazione tra dieta e cancro del rene, tuttavia si stima che l'alimentazione vi influisca nel 35% dei casi[39]. Per alcuni la dieta iperproteica è un fattore di rischio, così come l'obesità, responsabile altresì di altre tipologie di cancro[40]. Tuttavia non ci sono prove sufficienti a far ipotizzare che alcune modifiche al tipo di alimentazione possano prevenire recidive o guarire il cancro.

Una dieta sana e bilanciata è un valido contributo per mantenersi in forze, prevenire il cedimento dei tessuti e le infezioni, nonché favorire la rigenerazione di tessuti sani. Una corretta alimentazione è utile soprattutto durante la terapia oncologica.

Molti alimenti possono avere effetti benefici: i nutrizionisti, ad esempio, raccomandano un adeguato apporto di alimenti ricchi in fibre, quali frutta, verdura e cibi integrali. Dedica del tempo a informarti su una corretta alimentazione e, nel caso, consulta un esperto nutrizionista.

Alcuni pazienti adottano un regime vegetariano o macrobiotico. Si tratta di scelte potenzialmente benefiche solo se bilanciate e conformi alle tue reali necessità nutrizionali. Adottare un regime dietetico specifico può darti l'impressione di avere un maggiore controllo sulla malattia, ma le prove scientifiche che l'adozione di un regime diverso possa influire sulla crescita del tumore sono esigue, mentre è possibile che certe diete risultino dannose o controproducenti in un momento in cui hai bisogno di fare conto su tutte le tue energie per sconfiggere il cancro.

Se sei in sovrappeso, prima di intraprendere qualsiasi dieta ipocalorica parlane con il tuo oncologo; infatti, il medico potrebbe ritenere che una perdita di peso durante la malattia e la cura potrebbe compromettere l'intero programma terapeutico.

Spesso i pazienti si domandano se sia possibile bere alcolici dopo aver subito una nefrectomia per cancro del rene. La risposta è sì. Bere ogni tanto in compagnia, una birra durante una partita o del vino per accompagnare una cena speciale non ti farà male. Parlane con il tuo medico perché potrebbe non essere raccomandabile in certe fasi della terapia. Quando la tua vita viene stravolta dal cancro, piaceri come questi diventano ancora più importanti. Esistono persino prove scientifiche secondo cui un bicchiere di vino assunto regolarmente può produrre effetti benefici. In commercio si possono trovare anche alcune novità quali le birre analcoliche, mentre le bevande derivate da prodotti integrali possono avere proprietà nutrizionali.

Per ulteriori informazioni sul ruolo della dieta nel cancro, vai sul sito dell'American Institute for Cancer Research (www.aicr.org), dove potrai scaricare dépliant e opuscoli. Queste informazioni possono essere disponibili solo in inglese, e su molti altri siti Internet. Consulta la sezione Risorse alla fine del presente libro.

Auto-medicazione

Molti malati di cancro tendono ad automedicarsi attraverso gli alimenti o gli integratori alimentari.

Alcuni, ad esempio, assumono dosi massicce di vitamine, nella convinzione che ciò sia utile alla prevenzione delle recidive o alla guarigione stessa dal cancro. Sono scarse le evidenze scientifiche a riprova che l'automedicazione sia in grado di influire direttamente sulle recidive e sulla remissione.

Si consiglia cautela nell'assunzione di preparati vitaminici: secondo alcuni studi, dosi eccessive di vitamine quali la vitamina A o la vitamina E, rischiano di compromettere la salute.

Association

Gli integratori di vitamina A, interagendo con determinati farmaci, possono dar luogo a effetti collaterali e risultare tossici. La combinazione con i retinoidi può comportare tossicità e lesioni epatiche.

I pazienti sottoposti a nefrectomia sono solitamente dotati di un solo rene funzionante e di una capacità renale dimezzata. Se hai un solo rene, informane il tuo medico, perché ciò potrebbe influire sulle future prescrizioni mediche.

I malati dovrebbero sapere che gli integratori alimentari distribuiti nei negozi di prodotti biologici non sono necessariamente controllati dal Ministero della Sanità.

Tutti i preparati alimentari, i farmaci da prescrizione e quelli da banco venduti negli Stati Uniti sono regolamentati dalla FDA. La FDA controlla anche gli stabilimenti di produzione di questi prodotti.

Il fatto che esistano numerosi produttori di integratori alimentari seri, non è garanzia di qualità del prodotto. Tutti i farmaci da prescrizione, ad esempio, riportano la data di produzione e non possono essere venduti dopo un certo tempo, per garantirne l'efficacia e la sicurezza. Sugli integratori alimentari non è indicata alcuna data di produzione, quindi è difficile capire se il prodotto in vendita è fresco.

Non assumere dosi eccessive di vitamine, nuove vitamine o altri integratori alimentari senza parlarne prima con il medico.

Alcuni pazienti preferiscono tenere il medico all'oscuro del fatto che assumono rimedi di automedicazione, per timore di non essere approvati. In realtà tutti i medici con una certa esperienza hanno avuto a che fare con pazienti che assumevano integratori. Il tuo medico non si stupirà se gli confiderai un certo interesse nei riguardi degli integratori alimentari.

Anche se il tuo medico non è un esperto nutrizionista, parlargli apertamente ti eviterà di incorrere in gravi errori o pericolose interazioni tra farmaci. Se desideri seguire una dieta specifica, rivolgiti a un medico specializzato in scienze dell'alimentazione.

Medicina complementare e alternativa

Alcuni pazienti credono che la medicina "convenzionale" non sia in grado di guarirli dal cancro, convinti che terapie "tossiche" compromettano il loro sistema immunitario. Questi pazienti non conoscono il funzionamento dell'immunoterapia, né gli enormi progressi realizzati nella lotta contro il cancro.

Forse hai sentito parlare di una terapia anticancro basata sull'assunzione di cartilagine di squalo. Non esistono prove scientifiche a conferma dei benefici derivanti da tale rimedio, né dall'ingestione di cartilagine bovina, ulteriore rimedio alternativo.

Altri malati ricorrono al tè di essiac, bevanda estratta dalla corteccia d'albero e da erbe, che contiene alcuni composti chimici interessanti, anche se non esistono evidenze scientifiche della sua efficacia nella cura del cancro e nella prevenzione delle recidive.

L'uso medicinale delle erbe ha una storia secolare; infatti, gran parte dei preparati farmaceutici erano a base di piante fino agli anni Cinquanta, quando si è avuto lo sviluppo della chimica organica, che ha dato il via alla sintesi e alla produzione dei composti chimici di origine naturale. Il taxolo, farmaco utilizzato nel trattamento del carcinoma ovarico, prima della sua sintesi veniva estratto dalla corteccia del tasso baccato del Pacifico.

Molte erbe non possono essere semplicemente ingerite, ma devono subire un trattamento che consenta il rilascio e la biodisponibilità dei suoi principi attivi. Per di più, alcune erbe possono interagire con i farmaci. Senza una conoscenza specifica, rischi di farti del male.

Alcuni pazienti si recano presso cliniche all'estero, ma non è detto che le terapie praticate in tali cliniche siano migliori di quelle disponibili presso i centri oncologici del tuo paese, ed è possibile che certe pratiche mediche siano eticamente inaccettabili e/o pericolose.

Per esempio, certi enteroclismi al caffè praticati per "disintossicare" il paziente hanno provocato la rottura del colon, con gravi infezioni e decorso letale. In un altro rimedio a base di serpente a sonagli è stata rilevata una contaminazione da batteri molto rari, ricollegabili alla tubercolosi. Diversi pazienti sottoposti a tale trattamento sono morti.

Puoi trovare maggiori informazioni sulla medicina complementare e alternativa sul sito internet del National Center for Complementary and Alternative Medicine (www.nccam.nih.gov). Consulta la sezione Risorse alla fine del presente libro per altre informazioni a tale riguardo.

Association

Fumo

Se sei un fumatore, smetti definitivamente di fumare. Il fumo è uno dei fattori di rischio del cancro del rene. Affidati a professionisti, richiedendo al tuo medico di consigliarti un programma di recupero dalla dipendenza dal fumo. Se è l'aumento di peso a preoccuparti, smetti comunque di fumare e contrasta l'eventuale peso in eccesso attraverso la dieta e il movimento. Incoraggia chi ti sta intorno, specie i giovani, a smettere di fumare o a non iniziare.

Attività fisica

Muoversi fa bene. Dopo aver subito un'operazione una blanda attività fisica contribuisce a farti recuperare tono muscolare e a ripristinare i muscoli recisi. Insieme alla dieta, il movimento ti aiuta a perdere peso.

Cerca di dedicare una mezz'oretta all'attività fisica un giorno sì e un giorno no. Camminare a passo sostenuto, correre, nuotare o altre attività aerobiche favoriscono la salute del sistema cardiovascolare, contribuendo a ridurre l'ipertensione. Passeggiare è un'attività fisica eccellente, se si fa regolarmente.

Muoversi è anche un ottimo rimedio per ridurre e gestire l'ansia. Si ritiene, oltretutto, che una regolare attività fisica rallenti il processo di invecchiamento. Purtroppo viviamo in una società in cui la maggior parte di noi svolge lavori sedentari e non si muove abbastanza. Sforzati di trovare il tempo di allenarti regolarmente, come parte integrante del tuo stile di vita.

Puoi iniziare con qualche esercizio semplice e dolce, aumentando gradualmente lo sforzo fino al raggiungimento dell'obiettivo prefissato.

Prima di intraprendere qualsiasi attività fisica consulta sempre il tuo medico, in modo che eventuali variazioni nel livello di sforzo vengano debitamente valutate, per evitare l'eventuale sovraccarico delle ossa e dei muscoli indeboliti.

Vita familiare

È probabile che il cancro del rene abbia gravi ripercussioni sulla vita familiare. Quando un membro della famiglia si ammala di cancro del rene, è tutta la famiglia ad ammalarsi. L'amore e il sostegno dei familiari sono fondamentali in ogni fase della diagnosi e della terapia. Al momento della diagnosi la famiglia può dare conforto al malato e, al momento del ricovero in ospedale, può essere di supporto allo staff infermieristico nella cura del paziente. Dopo la dimissione, è la famiglia a prendersi cura del malato, offrendo un valido sostegno durante la continuazione del trattamento e in occasione dei controlli.

I medici con maggior esperienza conoscono bene il dolore delle famiglie e sanno che sostenere la famiglia significa sostenere il malato. Inoltre, l'instaurarsi di un rapporto con il paziente implica spesso l'instaurarsi di un rapporto con l'intero nucleo familiare. Il rapporto medico-paziente-famiglia di solito ha inizio al momento della diagnosi. Molti specialisti chiedono un colloquio congiunto con il paziente e i suoi familiari, per parlare della diagnosi e del percorso terapeutico da intraprendere. Un incontro che preveda la partecipazione di tutti i componenti della famiglia allo stesso momento è di grande aiuto, poiché in questo modo tutti ascoltano le stesse spiegazioni e possono sentire le domande poste dagli altri membri della famiglia.

Se viene eseguita una nefrectomia, il chirurgo può informare dell'andamento dell'operazione i familiari in sala d'attesa. Al termine dell'intervento è previsto un colloquio con la famiglia per descrivere le condizioni del paziente. Nel periodo di degenza in ospedale, i familiari avranno probabilmente modo di conoscere i medici e gli infermieri.

Un'ottima occasione per porre domande e acquisire informazioni e ricerche dimostrano che i malati oncologici riescono a ricordare solo alcuni dettagli del colloquio con il medico durante una visita ambulatoriale. Ciò avviene perché il paziente è impegnato nell'elaborazione delle numerose nuove informazioni e perché risulta più difficile ricordare in condizioni di stress. Per una migliore comunicazione medico-paziente ti consigliamo di annotare le eventuali domande da porre prima dell'appuntamento. Trova un familiare o un amico disposto ad accompagnarti alle visite, che possa prendere appunti durante il colloquio con il medico e, successivamente, darti una mano a comprendere le informazioni ricevute. Se preferisci, la persona da te scelta potrebbe fungere da punto di riferimento per informare del tuo stato le persone che ritieni davvero importanti. Per il malato, infatti, può risultare piuttosto stancante aggiornare puntualmente i propri cari sul proprio stato. In più, grazie a questo sistema, si evita che i parenti contattino singolarmente il medico riguardo le condizioni dell'amico o del congiunto. È consigliabile elaborare una strategia efficace per tenere informati i propri cari.

Chi vive l'esperienza del cancro del rene spesso scopre che la famiglia rappresenta il principale fattore di guarigione. Potrebbe essere molto utile mettersi in contatto con altre famiglie che abbiano vissuto la medesima esperienza. Sul sito della Kidney Cancer Association (www.kidneycancer.org) è disponibile una chat room dedicata ai malati e alle loro famiglie, ma sul Web puoi trovare molte altre chat room, forum e gruppi di sostegno alle famiglie che si trovano ad affrontare una diagnosi di cancro. Per ulteriori informazioni in merito a questi strumenti o ad altre problematiche a carico delle famiglie vai al capitolo "Benessere emotivo".

Association

Assicurazione malattia

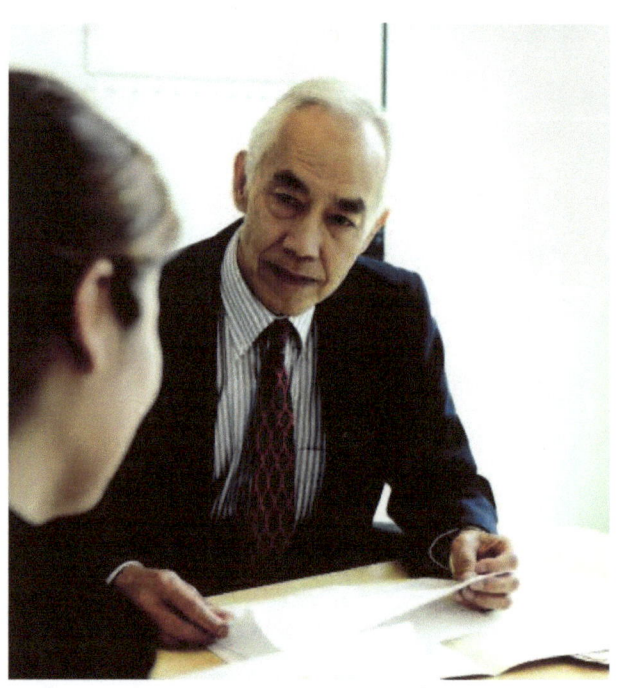

Come per tutte le malattie gravi, i costi per le terapie per il cancro possono essere molto elevati. Se hai un'assicurazione malattia, ad esempio una copertura del tuo datore di lavoro, leggi attentamente tutti gli opuscoli informativi e i dettagli della tua polizza. Prendi famigliarità con le condizioni della tua copertura e con le procedure di presentazione delle richieste. Se il tuo datore di lavoro è una grande azienda, puoi chiedere un incontro con l'amministratore del reparto assicurazioni e/o con il direttore sanitario che potranno indubbiamente aiutarti. Una buona idea è chiedere a un amico o a un membro della tua famiglia di aiutarti a controllare tutte le tue fatture mediche, le richieste all'assicurazione, i pagamenti e i rimborsi.

I problemi con l'assicurazione malattia e il lavoro possono essere difficili da gestire mentre i tuoi pensieri sono rivolti al tuo cancro. È importante prendere famigliarità con i dettagli della tua assicurazione e le polizze del tuo datore di lavoro.

Copertura assicurativa per gli studi clinici

Negli studi clinici per terapie sperimentali (quelle non approvate dalla FDA per il cancro del rene), per i pazienti affetti da cancro del rene in stadio avanzato, sono spesso usate terapie mediche innovative. Spesso, le società di assicurazione rimborsano solo le terapie standardizzate.

Per questo, è importante controllare con la tua assicurazione le polizze di rimborso prima di iniziare un trattamento specifico.

Se sei sotto terapia e la tua assicurazione ha respinto una delle tue richieste, ci sono alcune cose che puoi fare. Per prima cosa, ripresenta la richiesta. Spesso, questa viene esaminata da un altro funzionario che potrebbe anche approvarla. In secondo luogo, molte assicurazioni prevedono un appello per le procedure di richiesta. Puoi avvalerti di tali procedure e far revisionare la tua richiesta. Terzo, se una richiesta viene respinta dopo la presentazione e tu lavori per una grande azienda, puoi presentarla all'amministratore del reparto assicurazioni, al direttore sanitario dell'azienda o a un rappresentante dei rimborsi aziendali che ti forniranno utili suggerimenti o ripresenteranno la richiesta per tuo conto. Il tuo datore di lavoro è cliente dell'assicurazione e le assicurazioni vogliono che i propri clienti siano soddisfatti. Se il tuo datore di lavoro intercede per te, è probabile che la richiesta di rimborso venga pagata. Una buona società intraprenderà questa azione perché versa molto denaro per i programmi di salute dei propri dipendenti e desidera un ritorno per i premi pagati. Quarto, puoi scrivere al funzionario per le assicurazioni del tuo Stato e inviare una copia della lettera alla tua assicurazione. Il settore assicurativo è regolamentato e la maggior parte degli stati dispone di una commissione o di un'agenzia governativa che revisiona i procedere delle assicurazioni all'interno dello stato. La tua assicurazione può decidere di pagare la tua richiesta anziché dover rispondere a un'inchiesta della commissione. Se la tua assicurazione continua a non rispondere, puoi presentare un reclamo formale alla commissione per le assicurazioni del tuo Stato. Annota la data dei contatti e il nome della persona della tua assicurazione con la quale comunichi.

La Kidney Cancer Association non sostiene il confronto come tattica per risolvere le richieste all'assicurazione. Succede spesso che persone ben intenzionate ricevano offerte di cure fasulle per il cancro e altre malattie. Altri hanno presentato richieste false rendendosi responsabili di frode all'assicurazione; altri ancora hanno abusato della propria copertura assicurativa. Le compagnie di assicurazione devono essere attente nel gestire i fondi dei propri clienti. La prudenza nel concedere rimborsi mantiene bassi i costi delle polizze rendendole sostenibili da tutti i pazienti.

Avrai maggiori possibilità che ti vengano rimborsati i costi di uno studio sperimentale se questo è supportato dal tuo o da altri medici, se lo studio viene svolto da una clinica universitaria e se esperienze precedenti relative a questo studio dimostrano che può aiutarti a guarire. Questi elementi confermano alla compagnia di assicurazioni che la richiesta non è frivola e che il trattamento è adeguato anche se non ancora dimostrato. Coinvolgi il tuo medico e il centro terapeutico dell'ospedale se hai difficoltà a ottenere supporto dalla tua compagnia di assicurazioni. Parla con il consulente finanziario dell'ospedale dove parteciperai allo studio, questi potrà collaborare con la tua compagnia di assicurazioni per assicurarsi che le spese siano state fatturate correttamente, che siano stati usati "codici" e potrà aiutare a chiarire le spese. Le spese per le visite mediche, i test e le procedure sono determinate in funzione del fatto che siano o meno "trattamenti standard". Le spese per visite mediche, test e procedure sono determinate

Association

valutando se siano o meno "trattamenti standard" per un paziente con cancro del rene. L'assicurazione copre le spese standard mentre quelle per i test a specifico scopo di "ricerca" sono generalmente sostenute dallo sponsor dello studio clinico. Il tuo team sanitario o il tuo consulente finanziario possono aiutarti con le fatture del trattamento e le questioni assicurative.

I consulenti finanziari possono anche assisterti per altre esigenze, quali l'assistenza per i pagamenti e altre questioni contabili. Con l'entrata in vigore della nuova legge per la riforma sanitaria del 2010, è possibile che le polizze e le procedure di copertura assicurativa possano cambiare, quindi un controllo con la tua assicurazione si rivela doppiamente importante.

Medicare e Medicaid

I pazienti con cancro del rene possono qualificarsi per un trattamento con Medicare e Medicaid. Un facile sistema per saperne di più è chiedere all'ufficio dei servizi sociali o al funzionario di ammissione dell'ospedale. L'ospedale ti fornirà tutte le informazioni del caso su questi programmi governativi. L'ammontare dei rimborsi varia di Stato in Stato. Puoi anche contattare il tuo ufficio locale al Ministero statunitense della salute e dei servizi umani (HHS) o consultare il sito di Medicare **www.medicare.gov** per ulteriori informazioni e per ricevere una delle seguenti pubblicazioni di Medicare:

"Medicare & You."
Riporta situazioni dettagliate sui rimborsi di Medicare e sui programmi per la salute disponibili. Pubblicazione numero 10050.

"Medicare and Home Health Care."
Questo libretto fornisce informazioni sulle cure a domicilio di Medicare. Pubblicazione numero 10969.

"Medicare Hospice Benefits."
La cura in ricovero è un particolare tipo di cura per pazienti terminali. Qui trovi i programmi dei ricoveri e i punti informativi in materia. Pubblicazione numero 02154.

"Medicare Preventive Services to Help Keep You Healthy."
Usa questa guida per ridurre il rischio di contrarre il cancro, l'influenza, la polmonite, il diabete ecc. Pubblicazione numero 10110.

"Where to Get Your Medicare Questions Answered."
Questa guida fornisce informazioni aggiornate in un comprensibile formato domanda/risposta e comprende le spiegazioni delle parole più importanti. Pubblicazione numero 02246.

"Your Medicare Benefits."
Questo libretto fornisce informazioni sulle coperture del tuo programma sanitario.

Puoi ricevere queste pubblicazioni telefonando al numero gratuito 1-888-878-3256, scrivendo al Federal Citizen Information Center, Department WWW,Pueblo, CO 81009, o visitando il sito internet **http://www.pueblo.gsa.gov**.

Per domande specifiche sul programma Medicaid, visita il sito **www.cms.hhs.gov/home/medicaid.asp**.

Indennizzi della sicurezza sociale per disabilità

La Social Security Administration (SSA) è l'ente governativo che ha la soprintendenza sul reddito della sicurezza sociale e della sicurezza supplementare (SSI). Alcuni pazienti ammalati di cancro possono ricevere un reddito mensile dalla Social Security Administration (SSA) se rientrano nei suoi standard di disabilità.

I rimborsi della SSA vengono erogati ai pazienti oncologici che hanno lavorato e versato i contributi sociali e che attualmente sono considerati disabili, vale a dire che non possono lavorare come in precedenza e si ritiene che la loro disabilità continui per almeno un anno o che li porti al decesso.

Nello stabilire la tua disabilità, la SSA tiene conto di diversi fattori. Per saperne di più sulle procedure e se puoi ricevere i rimborsi, visita il sito Internet della SSA www.ssa.gov o chiama il numero 800-772-1213.

Assicurazione sulla vita

Sembrerà strano pensare di stipulare una polizza di assicurazione sulla vita o di aumentarne la copertura una volta contratto il cancro. Tuttavia sono molte le ragioni per decidere di farlo. Se, ad esempio, intendi chiedere un prestito o accendere un mutuo per l'acquisto di una casa, la banca potrebbe richiederti un'assicurazione sulla vita della quale figurare come beneficiaria. Se hai un'azienda o hai dei soci, la polizza sulla vita potrebbe essere stipulata a tuo carico dall'azienda stessa per mettersi nelle condizioni di riacquistare la tua quota in caso di morte.
Sempre più malati di cancro sopravvivono alla malattia. Più a lungo sopravvivi, più hai la possibilità di essere curato e maggiore è la considerazione dalle compagnie assicurative, che ti vedranno come un rischio accettabile. Alcune di queste accordano la copertura ai malati oncologici che non mostrano più sintomi della malattia, trascorso un ragionevole lasso di tempo dall'inizio della terapia e dalla diagnosi.
Se desideri stipulare un'assicurazione sulla vita o aumentarne la copertura, rivolgiti a un assicuratore qualificato, per valutare le scelte disponibili. Sappi che potrebbe esserti assegnata una classe ad alto rischio e che dovrai pagare un premio più alto di chi non è mai stato malato di cancro.

In ufficio e in azienda

È probabile che il tuo datore di lavoro si accorga della malattia per le settimane di assenza dal posto di lavoro, in seguito alla nefrectomia. Le assenze saranno anche dovute a particolari terapie o alla partecipazione a studi clinici. Oppure la tua richiesta di rimborso potrebbe dover essere firmata dal tuo stesso datore di lavoro.

Il rapporto con la tua attività lavorativa è cruciale nell'ottica della qualità di vita. Se sei scontento/a del lavoro che svolgi, il cancro potrebbe servirti da pretesto per cambiare attività. Se il tuo è un mestiere stressante o che richiede numerosi straordinari o lunghi spostamenti, potresti cambiare mansione all'interno della stessa azienda.

Anche se puoi guarire dal cancro, il datore di lavoro potrebbe vederti come dipendente a rischio o potenzialmente più oneroso da assicurare, oppure spesso assente. Tuttavia esistono leggi che ti tutelano da ogni discriminazione. Ti consigliamo di informarti sui tuoi diritti e sulla tutela contro la discriminazione sul posto di lavoro basata sul tuo stato di salute.

Il tuo stato di salute è determinante anche se sei alla ricerca di un nuovo impiego. La maggior parte dei datori di lavoro adotta la politica di sottoporre i candidati a visite mediche pre-assunzione. I risultati degli esami verranno inseriti nella domanda di assicurazione stilata dal datore di lavoro, che sarà chiamato a firmare la stessa una volta sottoposta all'approvazione della compagnia assicurativa.

Discriminazioni sul lavoro

Se ti viene rifiutato un impiego perché sei malato di cancro, puoi presentare una denuncia al governo federale. Ai sensi del Rehabilitation Act of 1973, qualunque contraente o subcontraente del Governo statunitense che riceve

$50.000 o più e con 50 o più dipendenti, deve preparare e mantenere un programma di azioni concrete per i disabili. Inoltre, i dipendenti che ricevono denaro dal Department of Health and Human Services (Ministero per la salute e per i servizi umani) devono mantenere un tale programma indipendentemente dagli importi di denaro ricevuti.

Ai sensi di tale legge, i pazienti oncologici sono classificati disabili. Se subisci discriminazioni per il tuo cancro, hai il diritto di presentare una denuncia ai sensi della sezione 503 del Rehabilitation Act all'Office of Federal Contract Compliance Programs dell'U.S. Department of Labor (Ministero statunitense del lavoro). Se la tua denuncia si riferisce a un contraente del Department of Health and Human Services, questa deve essere presentata ai sensi della sezione 504 della legge e inoltrata all'Office of Civil Rights presso il Ministero in questione. Il Department of Labor o Office of Civil Rights del tuo stato può far valere leggi statali che proibiscono la discriminazione delle persone con una storia di cancro. Molti stati applicano statuti per proteggere le persone considerate disabili.

Il Cancer legal Resource Center (CLRC) è un programma congiunto del Disability Rights Legal Center e della Loyola Law School. Il CLRC fornisce molte risorse su problemi legali dei sopravvissuti al cancro, per i fornitori sanitari, i professionisti del settore sanitario e altri. Visita il sito www.disabilityrightslegalcenter.org per saperne di più su queste risorse.

Agevolazioni per l'impiego

Inoltre, poiché sei stato riconosciuto disabile ai sensi del Rehabilitation Act of 1973 del governo federale, puoi ricevere sovvenzioni federali e statali, diritti alla formazione e altre forme di assistenza finanziaria ai lavoratori. Per saperne di più, contatta il Department of Labor del tuo stato prima di cercare un nuovo lavoro. Se sei titolare di una società che ha relazioni di affari con il governo federale, statale o municipale, questa può ricevere un trattamento preferenziale nei bandi di gara. Le società che sono contraenti o subcontraenti federali possono concedere trattamenti preferenziali ad aziende fornitrici di proprietà di disabili perché ciò aiuta loro a conformarsi agli obblighi degli statuti federali. Può sembrare strano trarre vantaggi dall'essere ammalato di cancro, ma non sei stato tu a deciderlo, come non sei stato tu a scrivere le leggi sulle persone disabili.

Gli effetti delle leggi sui malati di cancro

Le leggi sono le norme formali che regolano la società. Molte leggi ti coinvolgono, in quanto malato di cancro. La Food and Drug Administration statunitense ha il potere conferitole dal Congresso ed è soggetta alle sue leggi. Il budget per il National Cancer Institute viene stabilito ogni anno da una legge approvata dal Congresso.

Queste leggi influiscono sulla qualità e sulla disponibilità dell'assistenza sanitaria di cui hai bisogno, determinandone i costi e molti altri aspetti. È importante che tu conosca i tuoi diritti e i tuoi limiti, previsti dalle leggi.

La Kidney Cancer Association tiene traccia degli importanti sviluppi legali relativi ai diritti e alle cure dei pazienti. L'associazione svolge inoltre funzione di formazione ai membri del Congresso, alle agenzie governative e alle altre organizzazioni sulle necessità dei pazienti ammalati di tumore del rene. Ad esempio, l'associazione ha organizzato incontri fra pazienti e membri del Congresso. Inoltre, ha anche dimostrato le necessità dei pazienti prima della riunione del Congresso. Per saperne di più sul lavoro dell'associazione relativo ai diritti e alle cure al paziente, visita www.kidneycancer.org.

Non temere di chiedere aiuto

Paziente: Julia
Età: 65

"Nel 2000 mi fu diagnosticato un tumore al rene destro. Altri due medici, guardando le TAC, non avevano rilevato altro, ma un quarto specialista vide un ulteriore tumore al rene sinistro. Soffrivo di un cancro bilaterale, una forma molto rara. Dopo questa diagnosi rimasi annichilita, tuttavia mantenni una certo ottimismo fino al terzo intervento, il più invasivo: nefrectomia parziale a cielo aperto con asportazione delle costole, nel 2003. Da quel momento caddi in una grave depressione.

Avevo ormai perso ogni speranza quando trovai nella posta una comunicazione riguardo a una conferenza sul cancro del rene che si sarebbe tenuta di lì a poco. Mio marito, dopo aver letto il volantino, suggerì di partecipare, ma io non volevo. All'ennesimo sollecito, sbottai: "Va bene, ci vengo". Fino ad allora mi ero sentita sola nella malattia, ma alla conferenza ebbi modo di parlare con molte altre persone malate di cancro del rene e iniziai a sentirmi meglio. La conferenza fu molto interessante e io iniziai a pensare che forse potevo condividere la mia esperienza con gli altri. La Kidney Cancer Association mi ha spinto a partecipare ad altri incontri, quindi a organizzare io stessa gli incontri tra i malati della mia zona. Al primo incontro eravamo 30, forse più; la sala era gremita.

Oggi ci incontriamo tre o quattro volte l'anno, spesso chiedendo l'intervento di un medico. Ci scambiamo le nuove informazioni reperite durante le conferenze o dalla lettura di studi e ricerche scientifiche. Quali sono le nuove terapie disponibili? Ci sono novità sul fronte chirurgico? E via dicendo. Si tratta di incontri molto istruttivi. Ci troviamo tutti là per scambiare informazioni, non per piangerci addosso. Gli incontri durano circa un'ora. Si mangia qualcosa e tutto scorre con assoluta spontaneità.

È incredibile come si riesca a interagire gli uni con gli altri. Ho conosciuto tanti nuovi amici. Ci troviamo per pranzo o per un caffè e ci sosteniamo a vicenda. Consiglio a tutti di provare a organizzare un incontro nella propria zona. La prima cosa da fare è chiamare la Kidney Cancer Association, che offre consiglio e assistenza per gli inizi. Questo tipo di coinvolgimento mi ha dato un'enorme spinta per andare avanti. Continuo ad andare agli incontri perché so che molti si sentono soli, come mi sentivo io. Quando vengono agli incontri, so di essere stata d'aiuto a qualcuno e i partecipanti di solito escono con un senso di speranza."

CAPITOLO 8

BENESSERE EMOTIVO

Il benessere psicologico va di pari passo con quello fisico. Il tuo stato d'animo è fondamentale nella lotta contro il cancro del rene.

Benessere psicologico

Affrontando l'esperienza del cancro, avrai occasione di leggere libri e articoli che sottolineano l'importanza di un atteggiamento mentale positivo, di relazioni umane piene di calore, di una vita meno stressante, di tecniche di rilassamento quali meditazione e visualizzazione. Il messaggio alla base di tali pubblicazioni è che i nostri pensieri e il nostro stato d'animo sono in grado di contribuire alla nostra sopravvivenza e alla guarigione dal cancro. In breve, il benessere psicologico va di pari passo con quello fisico. Un atteggiamento ottimistico non costa nulla, né richiede l'intervento di medici, di ospedali o di compagnie assicurative.

Esiste una serie di ricerche che sottolineano l'interazione tra dinamiche psicologiche, sistema nervoso centrale e sistema immunitario. I processi mentali generano comunicazioni chimiche a livello cerebrale tra neuroni e sistema nervoso centrale. Anche il sistema immunitario interagisce con il sistema nervoso centrale, attraverso processi chimici che producono diverse funzioni.

Gli studi indicano che lo stress può alterare le funzioni del sistema immunitario, che, a sua volta, rischia di alterare la crescita e la risposta del tumore. La malattia e la terapia sono fonti di stress,che tende a influire sulle funzioni immunitarie. Si ha motivo di ritenere che, in ragione di tali interazioni, le tecniche di riduzione dello stress, di visualizzazione e di meditazione siano un valido contributo alla terapia anticancro.

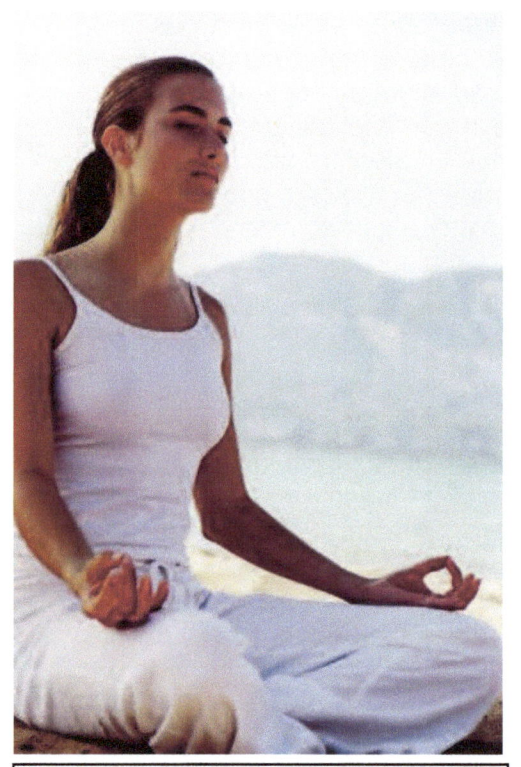

Il benessere psicologico va di pari passo con quello fisico. Il tuo stato d'animo è fondamentale nella lotta contro il cancro.

Salute e benessere del malato oncologico

Per salute e benessere del malato oncologico si intende la promozione di un buono stato psico-fisico nei malati di cancro e in chi sta loro accanto, sotto quattro diversi aspetti: fisico, funzionale, emotivo e sociale.

Quello fisico è il livello predominante: senza il tumore e la malattia, il perseguimento della salute e del benessere del paziente oncologico non avrebbe ragione d'essere. I risvolti fisici della patologia si manifestano già di per sé attraverso i sintomi e gli effetti collaterali della terapia. Le tue condizioni fisiche possono limitarti nello svolgimento delle normali attività della vita quotidiana, dal lavoro ai momenti di svago. Funzioni che vanno dal sonno alle faccende domestiche rischiano di risultarne alterate.

Un calo del rendimento fisico può generare abbattimento, frustrazione e conseguente calo dello stato di benessere. Anche la sfera spirituale e la tua stessa personalità rischiano di essere compromessi, così come la sfera sociale, intima e familiare. La tensione accumulata in famiglia può sfociare in conflitti altamente stressanti. Si tratta di sintomi di un disagio profondo che può essere risolto o lenito con una terapia di sostegno.

Di solito i malati di cancro manifestano tre tipologie di disagio psicologico: la cosiddetta "sindrome di Damocle", ossia l'incertezza riguardo il proprio stato di salute e il timore che il cancro possa ripresentarsi; la "sindrome di Lazzaro", ossia la difficoltà nel riprendere una vita normale una volta rientrati nel mondo produttivo delle persone sane; la "sindrome da stress residuo", ovvero l'ansia derivante dalla malattia ormai alle spalle.

Sono tutte normali conseguenze del cancro: in un certo senso, così come un intervento chirurgico lascia una cicatrice, anche l'esperienza della malattia lascia la sua "cicatrice psicologica". Se l'esperienza del cancro ha causato sofferenza emotiva a te o alla tua famiglia, puoi cercare sostegno psicologico, rimborsabile dall'assicurazione. Il tuo medico ti fornirà il nominativo di professionisti. In molte strutture oncologiche sono presenti psicologi e operatori sociali specializzati nell'assistenza ai malati di cancro e alle loro famiglie. Non vergognarti di avvalerti di tali servizi. Sono tante le famiglie che si fanno aiutare, con grande beneficio.

Aiutati

David F. Cella, psicologo clinico che si occupa di pazienti oncologici, ha elaborato una teoria sul benessere dei malati di cancro, basata su otto principi generalmente condivisi a cui sono state aggiunte otto varianti[41]. Per vivere in salute e in benessere nella malattia ricorda le otto varianti riportate di seguito:

Sono responsabile della mia salute (ma non la causa della malattia). Sentirsi responsabili non significa sentirsi in colpa. Nessuno è, a tutt'oggi, in grado di indicare la causa specifica del cancro del rene.

Avrò sempre speranza (ma la speranza può mutare nel tempo). Obiettivi e aspirazioni cambiano negli anni, anche senza essere malati di cancro.

Collaboro con il mio medico (abbiamo entrambi molto da imparare). Sii sempre aperto/a alle novità e collabora attivamente alla terapia.

Morte non significa fallimento (la dignità personale e la qualità della vita sono la misura del mio successo). Impegnati a migliorare la tua vita.

Il cancro è un'opportunità (ma non devo esserne grato, né ne avevo bisogno). Detestare il cancro è giusto, ma trarne il meglio ripaga.

Posso cambiare il modo di gestire lo stress (il passato non conta se sono io a non darci peso). Evita gli stress eccessivi e proiettati verso piaceri ed esperienze future.

Il cancro è una malattia di tutta la famiglia (ecco perché anche la mia famiglia ha bisogno di attenzioni). Non dare per scontati i legami familiari, ma trova una nuova dimensione nelle relazioni con i tuoi cari.

Posso fare la differenza nelle cure a cui mi sottopongo (per seguire la giusta direzione devo guardare dentro di me). Solo tu conosci la soluzione giusta per te. Vai avanti con impegno e abbi fiducia in te.

Gruppi di sostegno

È provato che anche i gruppi di sostegno contribuiscono a ridurre i livelli di ansia nei pazienti oncologici e in chi presta loro assistenza. Malati e familiari possono far parte dello stesso gruppo o di gruppi differenti, in base alle loro specifiche necessità. I pazienti a cui è stato diagnosticato il cancro solo di recente e i loro cari spesso ricevono informazioni utili, oltre che sostegno emotivo, parlando con i sopravvissuti che si sono sottoposti a terapie simili e che condividono analoghe esperienze.

Frequentando i gruppi di sostegno si possono avere vantaggi significativi a livello emotivo. Questi gruppi hanno decisamente migliorato la qualità di vita di molte persone che hanno ricevuto una diagnosi di cancro[42].

Chi è affetto da cancro del rene deve scegliere il proprio gruppo con grande scrupolo. Trattandosi di una tipologia di cancro rara, in cui le terapie previste sono spesso diverse da quelle seguite per gli altri tipi di tumore, i pazienti affetti da cancro del rene possono aver difficoltà a reperire informazioni dai malati sopravvissuti.

Per soddisfare le esigenze particolari dei pazienti di cancro del rene, la Kidney Cancer Association organizza incontri dei pazienti nelle maggiori città del paese. Inoltre, le conferenze regionali dell'Associazione sono un ottimo punto d'incontro per incontrare molte altre persone sopravvissute e le loro famiglie, ricevere informazioni sui nuovi trattamenti e sugli studi clinici. Per ricevere più informazioni immediate, puoi chiamare l'Associazione (1-800-850-9132) e chiedere di parlare con una persona sopravvissuta o un membro della sua famiglia che ha acconsentito a condividere la sua esperienza.

Parlare del cancro e della terapia ai bambini

Anche se si tratta di un argomento piuttosto difficile, è importante parlare del cancro ai bambini in modo chiaro e onesto. Per aiutarli a comprendere la diagnosi che hai ricevuto è utile portare i figli con te alle visite, perché vedano come "funziona" e perché facciano la conoscenza dello staff medico che ti segue. Potranno così avere occasione di esprimere le proprie emozioni e fare domande. Potrebbe rendersi necessario far perdere loro un giorno di scuola. Il risultato, tuttavia, sarà positivo, perché si sentiranno coinvolti, non esclusi. Ciò contribuirà altresì a ricordare a te e agli altri familiari di farsi carico delle necessità dei bambini, dopo la diagnosi e nel corso della terapia.

Sostegno sul web

Se disponi di un computer e di accesso a Internet, puoi partecipare ai gruppi di sostegno online, lasciando messaggi sulle bacheche virtuali, intervenendo nei forum oppure leggendo i blog personali. Le bacheche online consentono ai partecipanti di mettersi in contatto con un gruppo di persone che condividono idee e problemi. Ogni giorno vengono pubblicati nuovi messaggi. La Kidney Cancer Association offre una bacheca sul proprio sito a tutti i pazienti che desiderano scambiare informazioni tra di loro.

Anche le chat room sono un utile strumento, grazie al quale i partecipanti possono incontrarsi online in tempo reale. La chat room della Kidney Cancer Association permette ai partecipanti di leggere i messaggi appena postati e di "parlare" tra loro. La chat room è sempre aperta e c'è un gruppo che si incontra con cadenza settimanale. Per maggiori informazioni sulla bacheca e la chat room della Kidney Cancer Association vai all'indirizzo www.kidneycancer.org.

I blog personali sono un ulteriore valido aiuto perché rendono note le esperienze personali dei malati di cancro del rene. La Kidney Cancer Association mette un ulteriore servizio online in tempo reale a disposizione dei visitatori del sito che, contattando direttamente l'Associazione, vengono messi in contatto con esperti nelle terapie contro il cancro del rene. È un servizio disponibile durante gli orari di ufficio, dal lunedì al venerdì.

Puoi contattare l'associazione anche al numero +1 847 332 1051. Come sempre, sappi che non tutto quello che si trova su Internet è da considerarsi attendibile. Valuta con scrupolo la credibilità del sito prima di giungere a conclusioni. Nel capitolo relativo alle risorse puoi trovare un elenco di siti Web attendibili.

Cure palliative e ricoveri per malati in fase terminale

Nonostante i problemi, la vita è un bene prezioso. Tuttavia non è possibile innalzare un vero inno alla vita senza considerare la morte. Essa è una parte naturale della vita ed è un'esperienza che faremo tutti.

Nel momento stesso in cui veniamo al mondo è sicuro che ce ne dovremo andare. Ciò che conta è il viaggio.

Le cure palliative sono uno strumento per la cura del cancro che pone l'accento sul controllo del dolore e sull'attenuazione dei sintomi. Parlane con il tuo medico, affinché possa venire incontro alle tue esigenze. Negli ultimi anni sono stati compiuti enormi passi avanti nello sviluppo delle cure palliative.

Sentiti libero di esprimere quello che ritieni importante per te, senza sensi di colpa. È più che normale che un malato di cancro del rene pensi che la malattia lo potrà uccidere. Ricorda, tuttavia, che può accadere di morire in un incidente o per altre fatalità. Non esistono modi giusti o sbagliati di reagire all'eventualità della morte. Rabbia, paura, frustrazione, per citare solo alcuni dei molti sentimenti che potresti provare, sono normali. I tuoi familiari potrebbero preferire non parlare della morte, oppure potresti essere tu stesso/a a non volerne parlare. Riconosci, però, che discuterne apertamente potrebbe fare del bene a tutti, specie alla tua famiglia.

Negare di avere il cancro o negare l'eventualità di morire non è l'atteggiamento giusto. Negare la realtà rischia di provocarti maggiori difficoltà e stress che non guardarla direttamente in faccia. Forse la tua situazione non ti piacerà, ma dovresti quanto meno cercare di comprenderla e di migliorarla. Non dovresti mollare tutto solo perché hai il cancro. Vivi la vita appieno, assaporando ogni momento.

Prefissati nuovi obiettivi e impegnati nella loro realizzazione.
Riconoscere la tua mortalità potrebbe modificare la tua scala di valori: ciò che prima ritenevi molto importante lo diventa meno e quanto davi per scontato acquista un nuovo significato. È normale che i valori cambino. Accetta il fatto che la tua vita sta cambiando e preparati ai cambiamenti futuri. Se ti preoccupa avere "questioni in sospeso", portale a termine fintanto che ne hai il tempo, ma non far sì che l'eventualità di morire diventi l'unica molla della tua esistenza.

Ricoveri per malati in fase terminale. Ad un determinato stadio della malattia potrebbe rendersi necessario decidere di cambiare l'assistenza che ti viene prestata, ponendo l'accento più sulla qualità della vita e sul benessere che non sulla terapia oncologica. Si tratta di una decisione da prendere insieme al tuo medico e alla tua famiglia.

Lo scopo delle strutture per malati terminali e della cosiddetta "assistenza di fine vita" è tenere sotto controllo i sintomi, con particolare attenzione al sostegno psicologico, spirituale e sociale ai malati terminali e alle loro famiglie. In questi centri si aiutano i pazienti a vivere al massimo il tempo che rimane loro, favorendo la qualità più che la quantità.

Se la morte è imminente, assicurati di informare il tuo medico e la tua famiglia delle tue volontà: se, ad esempio, intendi trascorrere il tempo che ti resta in ospedale o a casa tua. Evita la degenza in ospedale se lo scopo della terapia è il benessere. Chiedi al tuo medico o all'assistente sociale dell'ospedale informazioni sui ricoveri per malati terminali, oppure contatta la National Hospice and Palliative Care Organization, 1700 Diagonal Road, Suite 625, Alexandria, VA 22314; telefono 1-703-837-1500; sito Internet: www.nhpco.org. Puoi anche contattare Hospicelink allo 1-800-331-1620 oppure scrivi a Hospicelink a Three Unity Square, P.O. Box 98, Nachiasport, Maine 04655-0098.
Trova del tempo per te e cerca consiglio spirituale, se ti può aiutare a prepararti. Un'altra importante eventualità da considerare è quella di dedicare un momento speciale a ciascun membro della famiglia.
Un momento speciale che sarà, per loro, un ricordo indelebile.

La vita e la morte sono esperienze uniche e personali. Per quanto certe esperienze possano essere comuni a molti, a nessuno capita di vivere la stessa esperienza di un altro. Nessuno può vivere al posto nostro, né morire al posto nostro. Il successo consiste nella conquista della serenità, quando ci si sente a posto con se stessi e in armonia con il mondo che ci circonda.

Per maggiori informazioni su queste tematiche, la Kidney Cancer Association distribuisce la seguente pubblicazione: "Reflections: A Guide to End of Life Issues", di Roger C. Bone, medico e malato di cancro del rene. Il libro è scaricabile all'indirizzo www.kidneycancer.org. Questo libro può essere disponibile solo in inglese.

Aspetti legali

Dal punto di vista pratico, se non hai ancora un testamento, questo è il momento giusto per farlo. Se ne hai uno, controllalo con il tuo avvocato. Se non hai un avvocato, chiama la sezione locale della American Bar Association, l'ordine degli avvocati della tua zona, oppure contatta la tua Legal Aid Society.

La Corte Suprema statunitense ha riconosciuto il tuo diritto costituzionale a rifiutare le cure mediche, anche se tale rifiuto potrebbe condurre alla morte. Tuttavia, il tuo diritto di morire può essere regolato da leggi statali che richiedono la dimostrazione della tua volontà e dei tuoi desideri. Per esprimere ciò che desideri puoi utilizzare due tipi di documenti: l'Healthcare Power of Attorney, più comunemente conosciuto come "dichiarazione anticipata di trattamento" o il Living Will o testamento biologico.

La Healthcare Power of Attorney è un documento ampio che delega il potere di prendere decisioni sulle proprie terapie a un'altra persona, generalmente il marito o la moglie, oppure un altro parente stretto. L'Healthcare Power of Attorney dà il potere al fiduciario di autorizzare l'ospedalizzazione, la cura personale e il trattamento medico, nonché di interrompere o sospendere qualunque terapia medica. Ad esempio, l'Healthcare Power of Attorney può dare il potere al tuo fiduciario di sospendere la somministrazione di cibo e acqua o di staccare i sistemi artificiali necessari alla sopravvivenza in certe condizioni secondo i tuoi desideri. Per il team medico è utile avere una persona nominata con la quale discutere problemi specifici se tu non sei più in grado di farlo a causa della tua condizione di salute.

Il Living Will è un documento semplice che comunica al tuo medico e alla tua famiglia i tuoi desideri se tu dovessi divenire incapace di esprimerli. Attraverso il tuo Living Will, puoi fornire istruzioni al tuo medico e alla tua famiglia di come vuoi essere trattato mentre sei in vita ma incapace di comunicarlo. Ad esempio, puoi istruire il tuo medico di staccare il sistema che ti mantiene in vita quando sei in stato "terminale" e la morte è imminente. Chiedi consiglio a un avvocato specializzato per redigere i documenti necessari. Esprimendo chiaramente i tuoi desideri, puoi alleviare la tua famiglia dal dover prendere decisioni molto delicate sulle tue terapie. I tuoi famigliari saranno sereni nel prendere le decisioni giuste senza ansietà o sensi di colpa. Semplicemente, faranno in modo che siano rispettate le tue volontà.

L'importanza della speranza e dei sentimenti positivi

La diagnosi di cancro del rene può essere un trauma per te e per la tua famiglia. Ricorda, tuttavia, che ci sono speranze concrete: ogni giorno si registrano novità sul fronte farmacologico e terapeutico e la prognosi per i malati di cancro del rene oggi è più ottimistica, già solo rispetto a pochi anni fa. Dopo la diagnosi ti verranno proposti molti strumenti per favorire la tua guarigione, dalla chirurgia all'approccio terapeutico. Fondamentale tra questi strumenti è il tuo stato d'animo: non sottovalutare il potere che il tuo stato d'animo è in grado di esercitare sulla guarigione.

NOTE

Scegli il medico giusto e sii ottimista

Paziente: Keith
Età: 63

"Mi fu diagnosticato il cancro del rene un sabato e fui sottoposto a nefrectomia il mercoledì successivo. Versavo in condizioni disperate. Quindi non ebbi molto tempo per informarmi sulla malattia, ma dovetti muovermi in fretta.

Il sintomo era un dolore muscolare alla spalla. Pensavo di essermi fatto male al lavoro, quindi il mio medico mi aveva inizialmente prescritto degli antiinfiammatori. Ma poiché il dolore persisteva, mi sottoposi a risonanza magnetica, che rivelò una massa a livello della spina dorsale. Il cancro del rene aveva metastatizzato in una vertebra cervicale. Dovetti sottopormi a laminectomia e assumere subito l'IL-2.

Dopo di che mi informai moltissimo, trascorrendo molto tempo online alla ricerca di materiale. C'è grande disponibilità di informazioni su Internet, il che mi fu d'enorme utilità nel prepararmi alla terapia a base di IL-2. Terminata la cura, ripresi una vita normale, con qualche modifica, dovuta soprattutto alla laminectomia. Tutto sommato devo dire che va piuttosto bene.

Prima di tutto consiglio ai malati di cancro del rene di assicurarsi di scegliere l'oncologo giusto, parlando con tre o quattro specialisti, se necessario. Trova un professionista davvero specializzato nella tua malattia e scegli il migliore.

Se devi assumere l'IL-2, o sottoporti a qualsiasi altra terapia coadiuvante, ritagliati del tempo per sviluppare un approccio ottimistico. Durante la terapia ho svolto esercizi di visualizzazione positiva, ma esistono moltissimi altri modi di lavorare sul proprio stato mentale ed emotivo, necessario alla guarigione. Non sottovalutare questo aspetto: hai bisogno di una disposizione d'animo ottimistica, oltre che della terapia. Il risultato si ottiene da entrambe. E, chiaramente, mi ha aiutato mia moglie, meravigliosa e di grande sostegno. Il supporto familiare è un elemento fondamentale per la guarigione".

CAPITOLO 9

RISORSE PER I PAZIENTI E LE FAMIGLIE

Informati e mettiti in contatto con gli altri.
Oltre a te stesso/a sarai utile anche ad altri.

In questo libro troverai le informazioni di base per comprendere i fondamenti della diagnosi di cancro del rene. Per ulteriori approfondimenti hai a disposizione molte altre fonti, che potrai trovare in questo capitolo. Tutte o parte delle informazioni possono essere disponibili solo in inglese.

Angiogenesi e terapia antiangiogenesi

www.Newfrontierincancer.org

Organizzazioni Oncologiche

Kidney Cancer Association (USA)
Pubblicazioni, incontri e conferenze per i malati, sostegno on line, video e newsletter: Kidney Cancer News.
Telefono +1 847 332 1051.
Sito Web: www.kidneycancer.org
E-mail: office@kidneycancer.org

National Cancer Institute (USA)
Sito Web: http://cis.nci.nih.gov
Sito Web per il cancro del rene: http://web.ncifcrf.gov/research/kidney
Sito Web per gli studi clinici: http://cancertrials.nci.nih.gov

American Cancer Society (USA)
Programmi didattici e informazioni sui gruppi di sostegno attraverso una rete di sedi locali. Il materiale consiste in opuscoli, video e audiocassette, disponibili anche in lingua spagnola.
Sito Web: www.cancer.org

National Coalition for Cancer Survivorship
Tra le pubblicazioni, "Teamwork: The Cancer Patient's Guide to Talking with Your Doctor", oltre a un programma per rendere i pazienti consapevoli: Cancer Survival Toolbox.
Sito Web: http://www.canceradvocacy.org

Cancer Information Service

Il **Cancer Information Service** del National Cancer Institute può essere un'ottima fonte d'informazioni. Il personale esperto può fornirti informazioni su ogni aspetto del cancro.

Come specificato sopra, puoi contattare il Cancer Information Service telefonando al numero 1-800-4-CANCER. Verrai connesso al centro regionale della tua zona.

Il National Cancer Institute si avvale del **Physician Data Query (PDQ)**, una banca dati che riassume l'attuale letteratura relativa alle terapie oncologiche, classificata a seconda delle specifiche raccomandazioni terapeutiche. Il PDQ contiene inoltre un elenco completo delle terapie antitumorali, standard e sperimentali, oltre a una directory dei medici e delle organizzazioni impegnati nella cura e nella ricerca sul cancro. Se in origine la banca dati era rivolta ai soli medici, oggi contiene anche documenti per i pazienti. Per ricevere maggiori informazioni sul PDQ, chiama il numero 1-800-4-CANCER.

Il Cancer Information Service fornisce inoltre informazioni sugli studi

Centri oncologici

Gli uffici di informazione oncologica sono presenti all'interno di molte strutture ospedaliere, soprattutto nei **poli oncologici.**

Comprehensive Cancer Centers. Questi centri sono specializzati in ricerca e trattamenti e sono riconosciuti dal **National Cancer Institute**. Per sapere il nome, l'indirizzo e il numero di telefono del centro più vicino, chiama il servizio informativo **Cancer Information Service** al numero 1-800-4-CANCER.

Informazioni sugli studi clinici

National Cancer Institute
www.clinicaltrials.gov

Strumento di ricerca sul cancro del rene della KCA National Library of Medicine
http://kidneycancertrials.com

Strumento di ricerca degli studi clinici per i pazienti della KCA
http://kidneycancerhelp.com

NexCura Kidney Cancer Profiler
www.cancerprofiler.nexcura.com
Cancer411.org
www.Cancer411.org
www.EmergingMed.com

Come comunicare con il tuo staff medico

National Coalition for Cancer Survivorship

Ordina gratuitamente il pacchetto Cancer Survival, comprensivo di CD per l'apprendimento delle tecniche di comunicazione, direttamente all'indirizzo www.canceradvocacy.org.

Medicina complementare e alternative (CAM)

Center for Mind-Body Medicine
www.cmbm.org, quindi clicca su "Research & Resources"

National Center for Complementary and Alternative Medicine
http://nccam.nih.gov

Quack Watch
www.quackwatch.com

Terapia farmacologica/ Informazioni per il paziente

Afinitor® (Everolimus)
www.afinitor.com/index.jsp

Sito antiangiogenesi
www.newfrontierincancer.org

Avastin® (bevacizumab)
www.avastin.com
www.wyeth.com/hcp/torisel/resources/patient

Inlyta® (axitinib)
www.inlyta.com

Intron A® (interferone)
www.introna.com

Nexavar® (sorafenib)
www.nexavar.com

Proleukin® (interleuchina 2)
www.proleukin.com

Roferon® (interferone)
www.rocheusa.com/products/roferon

Sutent® (sunitinib)
www.sutent.com

Torisel® (temsirolimus)
www.wyeth.com/hcp/torisel/resources/patient

Votrient® (Pazopanib)
www.gsk.com

Risorse per il sostegno emotivo

Cancercare
www.cancercare.org

Cancer Net (sito della ASCO per pazienti e famiglie)
www.cancer.net/Cancer/cancer.html

4th Angel Mentoring Program
www.clevelandclinic.org/cancer/scottcares/4thangel/about.asp

Wellness Community
www.thewellnesscommunity.org

Gilda's Club
www.gildasclub.org

Coping Magazine
www.copingmag.com

Informazioni oncologiche generali

American Association for Cancer Research
www.aacr.org

ChemoCare.com
www.chemocare.com

Lance Armstrong Foundation
www.laf.org

National Cancer Institute (USA)
www.cancer.gov

Medlineplus
www.medlineplus.gov

Oncolink
www.oncolink.upenn.edu

Informazioni terapeutiche generali

www.caring4cancer.com

www.Cancer.gov

Problemi con l'assicurazione sanitaria, sostegno e orientamento

Patient Advocate Foundation
www.patientadvocate.org

Buonumore e ottimismo

CancerMed's Humor/Hope

http://www.cancer.med.umich.edu/share/1share.htm

Simposi internazionali sul cancro del rene

La Kidney Cancer Association organizza il Simposio internazionale sul cancro del rene e il Simposio europeo sul cancro del rene. Si tratta di convegni durante i quali urologi, oncologi, ricercatori, infermieri e altre figure sanitarie si incontrano per conoscere le ultime novità sul fronte della malattia e degli agenti terapeutici. Il materiale prodotto durante il Simposio internazionale sul cancro del rene, dai video contributi alle diapositive, sono disponibili all'indiriz**zo www.kidneycancer.org.**

Servizi bibliotecari

Medline. La **National Library of Medicine** mette a disposizione un ampio ventaglio di informazioni mediche, alle quali accedere tramite il servizio **MEDLINE**. MEDLINE è una banca dati che contiene citazioni e abstract di centinaia di migliaia di articoli pubblicati sulle riviste mediche di tutto il mondo. Se disponi di un computer e di accesso a Internet, puoi eseguire una ricerca on line all'indirizzo http://www.ncbi.nlm.nih.gov navigando fino all'opzione **PubMed**.

Puoi accedere a MEDLINE o ad altre banche dati tramite le biblioteche pubbliche, ospedaliere e aziendali, che di solito procurano un lungo elenco di articoli sul cancro del rene per un importo minimo. Puoi ordinare una copia degli stessi articoli presso la tua biblioteca.

La National Library of Medicine dispone inoltre di **MEDLARS**, servizio di informazione bibliotecaria automatizzato, attraverso cui accedere a **CANCERLINE** e cercare su **CANCERLIT**, banca dati contenente oltre 4.000 studi clinici. Sempre con MEDLAR ti sarà possibile accedere a PDQ. Per l'utilizzo di MEDLARS, contatta la più vicina biblioteca medica universitaria.

Biblioteche pubbliche, universitarie e ospedaliere. Per la ricerca di articoli sul cancro del rene, recati presso la biblioteca di zona e utilizza la **Readers' Guide to Periodical Literature** per gli articoli generali.
Per le riviste mediche, prova con **Index Medicus**. Se non lo trovi presso la tua biblioteca, recati presso la più vicina scuola di medicina o biblioteca universitaria. È possibile trovarlo anche negli ospedali.

Alimentazione

American Institute for Cancer Research (AICR)

www.aicr.org

American Cancer Society

www.cancer.org

Eating hints for cancer patients: before, during, and after treatment

www.cancer.gov/cancerinfo/eatinghints

Boost Supplement

www.boost.com

Ensure Supplement

www.ensure.com

Organizzazioni in difesa dei pazienti

Patient Advocate Foundation

Fornisce servizi di consulenza legale e di riferimento per i pazienti che si vedono negare la copertura assicurativa o devono affrontare atti di discriminazione sul lavoro e/o che hanno bisogno di negoziare un sostegno con programmi di assistenza pubblica attraverso le agenzie statali e federali.
Tel. 1-800-532-5274.

Sito web: www.patientadvocate.org

Informazioni sui farmaci prescritti e Programmi di assistenza

Partnership for Prescription Assistance

www.pparx.org/Intro.php

Prescription Drug Database

www.rxlist.com

Together Rx Access

www.togetherrxaccess.com/Tx/jsp/home.jsp

Pubblicazioni ed editori

Le pubblicazioni della Kidney Cancer Association
Ulteriori informazioni per ordinare pubblicazioni inerenti il cancro del rene sono reperibili all'indirizzo
www.kidneycancer.org.
"Reflections: A Guide to End of Life Issues for You and Your Family"
"Wilms Tumor: What Now? A Practical Guide for the Parents of Children with Wilms Tumor"

The Kidney Cancer Journal

www.kidneycancerjournal.org

Patient Centered Guides

www.patientcenters.com

Pubblicazioni del National Cancer Institute (USA)

Il Cancer Information Service del National Cancer Institute pubblica un gran numero di opuscoli sui vari aspetti del cancro, che i pazienti possono ricevere gratuitamente dall'indirizzo https://cissecure.nci.nih.gov/ncipubs, oppure scrivendo all'indirizzo:
Office of Communications
National Cancer Institute
Building 31, Room 10-A-31
Bethesda, MD 20892 - USA

Ecco alcuni documenti (seguiti dal numero di pubblicazione NIH) di sicuro interesse per i malati di cancro del rene:

"What You Need to Know About Kidney Cancer" (P023)

"Why Do You Smoke?" (P145)

"Advanced Cancer: Living Each Day" (P084)

"Chemotherapy and You: A Guide to Self-Help During Treatment" (P117)

"Eating Hints For Cancer Patients: Before, During and After Treatment" (P118)

"Radiation Therapy and You: A Guide to Self-Help During Cancer Treatment" (P123)

"Talking With Your Child About Cancer" (P130)

"When Cancer Recurs: Meeting the Challenge Again" (P129)

"When Someone in Your Family Has Cancer" (P619)

"Taking Time: Support for People With Cancer" (P126)

"Taking Part in Clinical Trials: What Cancer Patients Need to Know" (P353)

Media America, Inc.

Pubblica la rivista *Coping with Cancer®* rivolta ai pazienti e alle famiglie.
Sito Web: www.copingmag.com

Supporto per Assistenza persone disabili

Social Security Administration
Sito web: www.ssa.gov
Telefono: 800-772-1213

Disability Rights Legal Center
www.disabilityrightslegalcenter.org

Sostegno ai malati con diversi sottotipi di cancro del rene

VHL Family Alliance (Global Support)
http://vhl.org/support/intlsprt.htm#affiliates

Tuberous Sclerosis Alliance
www.tsalliance.org

La Kidney Cancer Association

Nel 1989 un gruppo di pazienti affetti da cancro del rene ha iniziato a incontrarsi, a condividere le proprie esperienze e a parlare della mancanza di informazioni sulla propria malattia. Da questi incontri è nata la Kidney Cancer Association, ufficialmente costituita come organizzazione no profit nel marzo 1990.

Le finalità dell'associazione sono sostanzialmente tre. Innanzitutto, fornisce informazioni a pazienti e medici. Questo libro ne è un esempio. L'associazione è inoltre in grado di fornire altre informazioni attraverso assemblee regionali di pazienti e tramite il sito Web, www.kidneycancer.org. In secondo luogo, l'associazione promuove la ricerca sul cancro del rene e incoraggia l'avvio di altre ricerche sulla malattia. Solo il 2-3% di tutti i casi di cancro sono costituiti da cancro del rene. In confronto ad altri tipi di cancro più comuni, le iniziative di ricerca sul cancro del rene sono scarse. In terzo luogo, l'associazione sostiene i diritti dei pazienti affetti da cancro del rene e delle loro famiglie e partecipa alle udienze pubbliche a sostegno delle normative in grado di migliorare la cura e il trattamento dei malati oncologici.

Come associarsi

Pazienti, famiglie, medici, infermieri, altro personale sanitario, aziende e, in generale, chiunque sia interessato può associarsi alla Kidney Cancer Association, telefonando o scrivendo alla sede centrale:

Kidney Cancer Association
1234 Sherman Ave. Suite 203
Evanston, IL 60202 Stati Uniti
+1-800-850-9132

Basta lasciare nome, indirizzo, numero di telefono e indirizzo e-mail. È inoltre possibile associarsi dal sito Web, all'indirizzo www.kidneycancer.org, cliccando su "Login". Verrai aggiunto/a alla mailing list dell'associazione e riceverai la newsletter *Kidney Cancer News*, oltre agli annunci degli incontri e delle altre attività dell'Associazione.

Per realizzare le proprie finalità, la Kidney Cancer Association chiede donazioni ai membri e alle organizzazioni (aziende sponsor). Se non puoi permetterti neanche una donazione esigua, puoi comunque iscriverti all'Associazione. Nessuno viene respinto. Tuttavia, i servizi e la ricerca sponsorizzati dall'Associazione costano. Per favore, offri un contributo. È l'unico modo per consentirci di soddisfare le necessità dei pazienti.

L'Associazione inoltre riceve donazioni alla memoria e onorarie di amici di pazienti affetti da cancro del rene che non ce l'hanno fatta. Potresti, ad esempio, includere la Kidney Cancer Association tra i beneficiari del tuo testamento. Se sei interessato/a a questi tipi di beneficenza, chiamaci. Il tuo coinvolgimento nella Kidney Cancer Association porterà vantaggi a te, alla tua famiglia e ai malati di cancro del rene. Fa' il tuo interesse e quello di altri. Associati ora!

Nota per I medici

I medici sono particolarmente benvenuti nell'Associazione. L'Associazione sponsorizza ogni anno un simposio medico internazionale destinato ai medici e offre sovvenzioni di ricerca a medici e scienziati. L'Associazione è guidata da un consiglio di amministrazione di urologi e oncologi di alto livello, disponibili per un parere.

BIBLIOGRAFIA

Capitolo 1: Introduzione

1. American Cancer Society, Estimated New Cancer Cases and Deaths by Sex for All Sites, 2008; disponibile all'indirizzo www.cancer.org

2. American Cancer Society, Estimated New Cancer Cases and Deaths by Sex for All Sites, 2008; disponibile all'indirizzo www.cancer.org

3. National Cancer Institute, Surveillance, Epidemiology and End Results (SEER), Cancer of the Kidney and Renal Pelvis; disponibile all'indirizzo http://seer.cancer.gov/statfacts

4. Neumann HP, Bender BU, Berger DP, et al. Prevalence, morphology and biology of renal cell carcinoma in von Hippel-Lindau disease compared to sporadic renal cell carcinoma. J Urol. 1998;160:1248-1254.

5. Gnarra JR, Lerman MI, Zbar B, Linehan WM. Genetics of renal-cell carcinoma and evidence for a critical role for von Hippel-Lindau in renal tumorigenesis. Semin Oncol. 1995;22:3-8.

6. Urology Forum; Kidney Cancer; disponibile all'indirizzo http://www.urologychannel.com/kidneycancer/benign.shtml Accesso 6 gennaio 2007.

7. Zbar B. Renal cancer and skin tumors: the Birt Hogg Dube syndrome. Kidney Cancer News. 2000;XI:5.

Capitolo 2: Conoscere il cancro del rene

8. American Cancer Society, Estimated New Cancer Cases and Deaths by Sex for All Sites, 2008; disponibile all'indirizzo www.cancer.org

9. American Cancer Society, Estimated New Cancer Cases and Deaths by Sex for All Sites, 2008; disponibile all'indirizzo www.cancer.org

10. American Cancer Society, Estimated New Cancer Cases and Deaths by Sex for All Sites, 2008; disponibile all'indirizzo www.cancer.org

11. American Cancer Society, Estimated New Cancer Cases and Deaths by Sex for All Sites, 2008; disponibile all'indirizzo www.cancer.org

12. National Cancer Institute, Surveillance, Epidemiology and End Results (SEER), Cancer of the Kidney and Renal Pelvis; disponibile all'indirizzo http://seer.cancer.gov/statfacts

Capitolo 3: Trattamento chirurgico

13. Flanigan RC, Blumenstein BA, Salmon S, et al. Cytoreduction nephrectomy in metastatic renal cancer: the results of southwest oncology group trial 8949 (abstract). J Urol. 2000;163:154. Abstract 685.

14. Fergany AF, Hafez KS, Novick AC. Long-term results of nephron sparing surgery for localized renal cell carcinoma: 10-year follow-up. J Urol. 2000; 163:442-445.

15. Gill IS, Schweizer D, Hobart MG, Sung GT, Klein EA, Novick AC. Retroperitoneal laparoscopic radical nephrectomy: the Cleveland Clinic experience. J Urol. 2000;163:1665-1670.

16. Wolf JS JR, Seifman BD, Montie JE. Nephron sparing surgery for suspected malignancy: open surgery compared to laparoscopy with selective use of hand assistance. J Urol. 2000;163: 1659-1664.

17. Rodriguez R, Chan DY, Bishoff JT, et al. Renal ablative cryosurgery in selected patients with peripheral renal masses. Urology. 2000;55:25-30.

18. Wolf JS JR, Seifman BD, Montie JE. Nephron sparing surgery for suspected malignancy: open surgery compared to laparoscopy with selective use of hand assistance. J Urol. 2000;163: 1659-1664.

Capitolo 4: Terapie per il cancro del rene in fase avanzata

19. Escudier B, Szczylik C, Eisen T, et al: Randomized phase III trial of the Raf kinase and VEGFR inhibitor sorefenib (BAY 43-9006) in patients with advanced renal cell carcinoma (RCC). J Clin Oncol 23: 1093s, 2005 (suppl; abstr 4510)

20. Motzer RJ, Michaelson MD, Racman, BG, et al: Activity of SU11246, a multitargeted inhibitor of vascular endothelial growth factor receptor and platelet-derived growth factor receptor in patients with metastatic renal cell carcinoma. J Clin Oncol 24:16-24, 2006. Motzer RJ, Rini BI, Bukowski, RM, et al: Sunitinib in patients with metastatic renal cell carcinoma. JAMA 295-2516-2524, 2006.

21. Averous JJ, Proud CCG. When translation meets transformation; the mTOR story. Oncogene. 2006;25(48):6423-6435.

22. Easton JJB, Houghton PPJ. mTOR and cancer therapy. Oncogene. 2006; 25(48):6436-6446.

23. Wullschleger S, LoewithR, Hall MN. TOR signaling in growth and metabolism. Cell 2006; 124 (3); 471-484.

24. Bjornsti and Houghton. Nat Rev Cancer, 2004;4:335-348.

25. Crespo and Hall. Microbiol Mol Biol Rev, 2002;66:579-591.

26. Huang et al. Cancer Biol Ther.2003;2:222-232.

27. Speca JC, Mears AL, CreelPA, etal. Phase I study of PTK/ZK222584 (PTK/ZK) and Rad001 for patients with advanced solid tumors and dose expansion in renal cell carcinoma patients. J Clin Oncol (Abstract Meeting). 2007:25 (18s): Abstract n.5039.

28. Bukowski RM. Immunotherapy in renal cell carcinoma. Oncology (Huntingt). 1999;13:801-810; discussione 810, 813.

29. Coppin C, Porzsoit F, Awa, A et al: Immunotherapy for advanced renal cell cancer. Cochrane Database Syst Rev: CD001425, 2005.

30. Coppin C, Porzsoit F, Awa, A et al: Immunotherapy for advanced renal cell cancer. Cochrane Database Rev. Sist.: CD001426, 2005.

31. Krown SE. Interferon treatment of renal cell carcinoma: current status and future prospects. Cancer. 1987;59:647-651.

32. Yagoda A, Abi-Rached B, Petrylak D. Chemotherapy for advanced renal-cell carcinoma: 1983-1993. Semin Oncol. 1995;22:42-60.

33. Elias L, Blumenstein BA, Kish J, et al: A phase II trial of interferon-alpha and 5-fluorouracil in patients with advanced renal cell carcinoma: A Southwest Oncology Group study. Cancer 78:1085-1088, 1996

34. Hartmann JT, Bokemeyer C. Chemotherapy for renal cell carcinoma. Anticancer Res. 1999;19:1541-1543.

35. Figlin RA. Renal cell carcinoma: management of advanced disease. J Urol. 1999;161:381-386; discussione 386-387.

36. Moscovitch M, Slavin S. Anti-tumor effects of allogeneic bone marrow transplantation in (NZB X NZW)F1 hybrids with spontaneous lymphosarcoma. J Immunol. 1984;132:997-1000.

37. Childs RW, Clave E, Tisdale J, Plante M, Hensel N, Barrett J. Successful treatment of metastatic renal cell carcinoma with a nonmyeloablative allogeneic peripheral-blood progenitor-cell transplant: evidence for a graft-versus-tumor effect. J Clin Oncol. 1999;17:2044.

Capitolo 5: studi clinici

38. National Institutes of Health. Taking Part in Clinical Trials: What Cancer Patients Need to Know. Washington, DC: National Cancer Institute; 1998. Publication 98-4270.

Capitolo 6: Il ruolo dei pazienti

Nessuna bibliografia disponibile

Capitolo 7: Vivere con il cancro, giorno dopo giorno

39. Schapira DV. Nutrition and cancer prevention. Primary Care. 1992; 19:481-491.

40. Carroll KK. Obesity as a risk factor for certain types of cancer. Lipids. 1998;33:1055-1059.

Capitolo 8: Benessere emotivo

41. Cella DF. Health promotion in oncology: a cancer wellness doctrine. J Psychos Oncol. 1990;8:17-31.

42. Sito web dell'American Association for Cancer Research, accesso gennaio 2009. http://www.aacr.org

NOTE